理解

·

现实

·

困惑

U0241964

危机之下

突发公共卫生事件
中的社会心理透视

李杰 著

本书受内蒙古社会科学基金后期资助项目（21HQ10）资助

中国纺织出版社有限公司

内 容 提 要

本书以民众心理健康为建设抓手，以社会和谐为建设重点，综合运用心理学、社会学、管理学等学科的理论和方法，从多层次、多尺度特征分析的思路出发，全面总结了突发公共卫生事件中的社会心理变化特点与规律。本书包含基础知识的介绍、应对技巧的解读、社会心理援助系统的建立和完善及积极健康的哲学观等内容，充分挖掘心理学在社会治理服务中的作用方式，探讨了突发危机事件应急管理与社会治理间的融合路径，深入探索符合地域性发展现状的特色社会心理服务模式，将社会心理、心理健康、社会治理实践中面临的新问题和新机遇整合为整体、全面的工作框架和模式，为提升社会治理效能提供方式方法，为政策制定和实施提供实践依据。

图书在版编目（CIP）数据

危机之下：突发公共卫生事件中的社会心理透视 / 李杰著 . -- 北京：中国纺织出版社有限公司，2022.11
ISBN 978-7-5180-9851-4

Ⅰ.①危… Ⅱ.①李… Ⅲ.①公共卫生-突发事件-社会心理-研究 Ⅳ.①R199.2 ②C912.6

中国版本图书馆CIP数据核字（2022）第173289号

责任编辑：关雪菁 宋 贺　　　责任校对：高 涵
责任印制：王艳丽

中国纺织出版社有限公司出版发行
地址：北京市朝阳区百子湾东里A407号楼　邮政编码：100124
销售电话：010—67004422　传真：010—87155801
http://www.c-textilep.com
中国纺织出版社天猫旗舰店
官方微博 http://weibo.com/2119887771
北京虎彩文化传播有限公司印刷　各地新华书店经销
2022年11月第1版第1次印刷
开本：787×1092　1/16　印张：11.25
字数：135千字　定价：79.90元

凡购本书，如有缺页、倒页、脱页，由本社图书营销中心调换

前　言

　　本书综合运用心理学、社会学、管理学等学科的理论和方法，从多层次、多尺度特征分析的思路出发，深入浅出地剖析了突发公共卫生事件中个体、群体与社会层面表现出的各种心理与行为问题。为如何提高个体自身心理健康水平，培育积极心态提供了科学的普及性方法，为实现社会心理服务体系、服务模式和工作机制的科学、有效管理提供了综合建设途径。

　　本书集基础性、前沿性、科学性以及适用性为一体。全面系统地总结了突发公共卫生事件中的社会心理变化的特点与规律，并充分挖掘心理学在社会治理服务中的作用方式；探讨了科学"战"、心理"战"与突发危机事件的应急管理和社会治理之间的融合路径，有效提升应急管理与社会治理的实效，并推进社会治理的现代化；深入探索符合地域性发展现状的特色社会心理服务模式，将社会心理、心理健康、社会治理实践中面临的新问题和新机遇统合为整体、全面的工作框架和模式。

本书分为两个部分，共四章。第一部分包括第一章和第二章，主要讲危机与问题。第一章以应激为出发点，系统介绍突发公共卫生事件作为一种应激的影响，为积极做好大众自身心理防护和心理应对提供普及性科学知识，从"未病先防"层面维护大众心理健康，减少社会问题、降低应对的成本；第二章阐述了突发公共卫生事件发生后，个体和群体常见的心理与行为问题以及调节的方法，为不同人群在面对突发公共卫生事件时，如何及时有效控制自身情绪，如何应对可能出现的心理危机事件提供方法和途径，利于平复事件易感人群的情绪波动。第二部分包括第三章和第四章，主要讲应对与思考。第三章从社会治理体系的角度，阐述社会心理援助系统的建立和完善，可保障突发公共卫生事件中心理援助的及时性和有效性，阐述了基于中国现状的心理援助模式与机制建立的必要性和建立的方法，介绍了应急语言心理援助系统的建立以及大数据技术的有效应用，突出了科学"数据助战"的重要性；第四章立足健康与生命的哲学观点，深入阐述突发公共卫生事件发生后对生命哲学的意义和价值的反思，推动社会重视心灵的呵护，重视人与人之间的交流与互动，提升心理的"免疫力"，更好地应对未知的未来。通过阐述文化与健康之间的关系，提升对我国社会治理的信任、信心和信念，深入认识"以人民健康为中心"的深刻内涵。

本书可为学者和研究者提供突发公共卫生事件中涉及的心理"战"的基础知识和前沿研究，帮助学界快速找到灾后心理研究的切入点；可作为今后突发危机事件时的应对指南，可为应急管理部门、医院及学校等各级部门单位提供科学、有效的应对决策；可作为政府管理者、应急管理者、危机干预人员、心理援助人员、社会工作者、医疗服务人员的培训用书，也可作为向大众普及灾后心理健康知识的科普读物。

本书凝聚所有参编者的辛苦努力，是团体智慧的成果和结晶。第一章撰写者为李敏、李杰；第二章撰写者为雅茹、李杰；第三章撰写者为成秀梅、曹亢，第四章撰写者为徐庆宏、成秀梅。在本书撰写过程中，笔者多次向国内相关领域的专家、学者征求意见和建议，不断地研磨章节结构，讨论内容，力求专业理论知识和科学普及方法有机地结合，达到通俗易懂、便于读者更容易运用的目的。同时更期望书中内容能为有效解决宏观的社会心理服务建设问题提供建设性参考，助力积极社会心态的培育，推动社会治理体系的系统建设。但由于笔者的水平有限，书中内容难免有偏颇和不足，希望读者批评与指正。

最后，感谢内蒙古自治区党委宣传部办公室，内蒙古新闻出版局《"亮丽内蒙古"重点图书出版工程 2020 年度图书出版方案》选题策划引导。衷心感谢内蒙古北宸智库研究中心理事长蔡常青教授对本书的立题和编撰提出的宝贵建议。

李杰

2022 年 5 月

目　录

Part I

第一部分　突发公共卫生事件的危机与问题

Part Ⅱ
第二部分　突发公共卫生事件的应对与思考

Part I 第一部分

突发公共卫生事件的危机与问题

Chapter 1
第一章

突发公共卫生事件与心理危机

突发事件的发生往往具有出乎意料、发展迅速、处理困难的特征，可能会打乱社会的正常秩序。为了减轻其造成的损失，降低此类事件对大众心理的干扰和可能造成的心理影响，切实维护大众的身心健康，有必要对突发公共卫生事件常见的心理行为问题进行自我识别与评估，并在必要时进行危机干预。

第一节　突发公共卫生事件的应激识别

公共卫生事件突然发生时，社会群众容易进入应激状态，导致一系列心理问题的产生。群众在正确认识应激的基础上，了解不同类型的应激源，知晓事件发生时常见的应激反应，有助于客观评估突发公共卫生事件的心理和行为反应。

一、应激与应激源

（一）应激及其分类

1. 什么是应激

"应激"是加拿大病理生理学家 Hans Selye 于 1936 年首先提出的。应激是机体在应激环境中长期暴露而产生的系列非特异性反应的总和，他将这些与刺激源关系不大的非特异性变化称为一般适应综合征（General Adaptation Syndrome，GAS），后来改称为应激（stress），并划分为警觉期、抵抗或适应期、衰竭期三个阶段（伍志臻，2005）。

20 世纪五六十年代，Lazarus，Deese 和 Osler（1952）提出了不同的观点，Lazarus 等人认为 Hans Selye 将应激简单化地表示为刺激—反应的连接，但是由于人生理和心理的复杂性，影响应激的因素还可能包括人格、情感和动机等。于是 Lazarus 提出刺激与反应之间存在认知中介，并在个人应激反应的产生过程中起重要作用，从而开创了现代认知应激理论。Mcewen（2003）则从生理角度对应激做出定义，提出应激是机体的神经内分泌系统、免疫系统、自主神经系统在人体激素应对外界刺激的过程中，出现的机体内环境的失衡状态，失衡状态时间过长，容易对机体造成损伤。

Shelley 从应激的认知过程角度对应激进行了分析，认为应激的产生过程经历了由事件到个体的解释，再到解决策略，最后是应对过程和应对结果。该划分与前人观点存在两点不同：一是更注重个体的应对策略，寻找有关信息、行动或抑制行动、接受、向他人求助等方式都属于个体应对策略范畴；二是将应对结果划分为积极和消极两个方面，应激的积极结果是心理功能适应性得到增强，消极结果是容易造成身体机能的耗损。

2. 应激的分类

应激可以基于自然事件和应激反应两个角度进行划分。Lazarus 和 Cohen（1952）基于自然事件将应激源分为三类，分别为日常琐事、灾难性的事件、个人性事件。日常琐事对人影响不强烈，但是由于持续时间长，对个体心理会造成困扰，如家人吵架等；灾难性事件往往是突然发生的引起强烈刺激的事件，如洪水暴发、燃气爆炸等；个人性事件通常是针对某一个体而言的，如亲人去世等。

基于应激反应的角度可以分为躯体性应激、心理性应激和复合性应激三大类。躯体性应激主要是应激源作用于身体导致的，如外伤；心理性应激主要是应激源作用于心理导致的，如语言暴力；复合性应激则兼有躯体性和心理性两种应激的特点（严进，2008；伍志臻，2005）。

（二）应激源的认识

应激源（stressors）往往来自失衡的环境事件或情境，这种事件或情境会向机体提出一定的适应性要求，同时引发机体的应对反应，也可称为刺激物或刺激。应激源可以来自生物方面、物理方面、心理方面和社会文化方面。其中，心理因素和社会因素在应激源中居于主导地位。

Martin 将心理应激源分为两大类。一类是内隐的心理应激源，指在个体意识范围之外的冲突，当事者在很多情况下无法觉察到这种隐蔽很深的无意识冲突，但它往往造成当事人持久的应激状态；另一类叫作外显的心理应激源，指在个体意识范围之内的冲突。与前者相比，外显的心理因素较易识别和控制，但在个体的思维出现僵化或刻板的情况下，外显心理因素则会产生强度很大的刺激效应。

对社会性应激源进行研究的学者中，最著名的是 Holmes 和 Rahe。他们认为，在人的毕生发展过程中，当外界环境发生重大变化，当个体必须在心理上做出重大调整时，容易对身体造成一定损害。这种由于生活事件变化引起的应激过程被称为生活应激。生活应激的程度会随时间而变化，具有一定的不确定性，有时生活应激可能会连续出现，有时可能相对平稳。每个人遇到的生活应激事件也不尽相同，每个人可能都遭遇过不同的事件。

生活应激不仅能预测疾病，还能预测各种由疾病或损伤引起的身体状况的变化。以上讨论了心理和社会方面的应激源，下面我们从个人、家庭、工作和环境等方面对某些重要应激源进行阐述。

1. 与个人有关的应激源

（1）肌肉运动

人们日常的身体活动都跟肌肉运动有关系，适当的肌肉运动可以维持肌肉的功能并提高身体素质，相反，肌肉运动时间过长或强度过大，会使人体激素水平发生改变，如果在肌肉运动时还伴有紧张焦虑等情绪，个体可能会表现出一定的应激反应。运动心理学研究领域对肌肉运动引起的身体反应与心理反应较为关注。运动员在参加各类体育比赛时，由于紧张也会导致正肾上腺素分泌增加。

（2）演讲应激和睡眠剥夺

演讲应激。对大多数人来讲，面对群众发表演讲是一件极其紧张的事情，它会产生一种兴奋与苦恼交织的心理反应。演讲成功可鼓舞人心并改善演讲；但演讲失败会使人异常烦恼，会导致口齿不清甚至说不出话来。但无论是兴奋还是烦恼都会产生应激反应。如肾上腺活动加强、心率加速（达每分钟180次）、血压升高、肾上腺素增多等，并伴有过高的精神警觉。除一些药物作用以外，经验也是减少应激反应的一个重要因素。一个人发表过很多次演讲后，可以熟练地给出一个适宜的反应，变成没有窘迫和怀疑的反射性反应。

睡眠剥夺应激。人们都很熟悉睡眠剥夺带来的不愉快，尤其是失眠者更加清楚这种感觉。研究发现，轻微的睡眠剥夺会导致脑电图变化、易激动、记忆丢失、幻觉及轻微的精神分裂等；严重的睡眠剥夺会导致皮质激素、血压、血糖及白细胞数目的改变、儿茶酚胺增加、肾上腺素昼夜节律的幅度变大等。

（3）生理状态

生理状态（年龄、性、妊娠和哺乳等）虽然不是应激的直接来源，但它会影响到其他应激源的易感性。

年龄。应激源的反应在相当程度上受年龄的影响。一般来讲，年幼个体适应各种因素的应激能力都很强，随着年龄的增长，尤其到老年期，各种适应能力都会逐渐减弱，这可能与老年人各项机能的生理性退化有关。

妊娠和哺乳。研究发现，妇女怀孕中的一定时期有尿皮质激素分泌增加的现象。这是因为妊娠、分娩和哺乳是女性应激的一个重要来源。

性。性激起是应激的一个典型来源。性激起和经前紧张是处于生育年龄女性的重要应激源。女性的情绪易感性往往较高，与男性相比更容易患上应激性疾病。

（4）生物节律

昼夜节律。在所有的生物节律中，昼夜变化最受人们关注。从一个时区到另一个时区发生的失同步现象、长时间的空间或潜水艇航行、生活在地窖或极区等都易发生昼夜节律变化。因为这些情况下，昼夜灯光、日照、社会活动、吃饭时间都偏离了正常。

关于昼夜节律研究得出的有趣结论很多。第一，昼夜改变的应激效应伴随着 CRF、皮质激素、ACTH、儿茶酚胺、胰岛素、5-TH 和组胺的变化。第二，肾上腺皮质激素的不定时释放，在一定程度上影响了节律的波形。人们每天皮质醇总量的 50% 是在清晨睡眠时形成的，人类血液和尿皮质激素中的皮质醇含量，一般在 6：00～8：00 最高，在 20：00～22：00 最低。但这个节律可能会被人们的起床和入睡时间打乱，如倒班工作的人睡眠时间就是不定的。第三，血浆皮质酮浓度峰值大约出现在天黑前的 2 小时；动物的嗜酸性细胞的减少在 0：30 最显著，在 14：00～17：00 几乎没有减少，而人的嗜酸性细胞的昼夜变化与动物相反（张明，2004）。

季节变化。季节变化对应激也会产生影响。如鼠休克或创伤后，在不同月份的死亡率存在差别，11月的死亡率要高于6、7月；鼠的血皮质酮水平在冬季最高，春夏最低。总之，在年周期各种时相中，生物节律都有所差别。

2. 与家庭有关的应激源

家庭的组合涉及多个个体之间的相互作用，家庭的形成也会成为一种重要的应激源。Mrmurrain 认为与家庭有关的应激事件可以分为三种：渐发成熟性事件、消耗性事件和冲击性事件（王敬群，邵秀巧，2010）。

（1）渐发成熟性事件

渐发成熟性事件往往是大多数家庭都会经历的周期性事件，这种周期性事件在变化的转折点容易引起家庭成员情绪的紧张和家庭关系的改变。我们可以从纵横两个维度对渐发成熟性事件进行分析。纵向的应激源来自代际传递，它包括家庭的相处模式和家族的价值观念。如出身在比较开放型家庭环境的女孩嫁到比较传统型的家庭环境，该家庭的观点与说教就可能是该女孩的应激源。横向的应激源是随年龄发展的各阶段个体要经历的转折性事件。例如，儿童从幼儿园升入小学，高中毕业生面临的升学或就业问题。

（2）消耗性危机

消耗性危机是一种长期存在的生活事件，这种生活事件不是突然发生的，事情发展的结果也往往是可以预测的，消耗性危机会引发个体长期持续的紧张焦虑。例如，长期重病卧床、由于贫困艰难度日、夫妻感情不合，但为了孩子勉强生活在一起。

（3）冲击性危机

冲击性危机是一种突然发生的、对家庭成员造成强烈冲击的事件，人们往往没有时间对此类事件做出反应。这种危机对个体的伤害较大，人们总是需要花费较长的时间接受。例如，因火灾、地震、洪水等自然灾害而失去房屋或家庭。

家庭能否较好地应对危机取决于解决问题的方式和应对策略。通常具有良好问题解决能力的家庭能够成功地处理问题，避免发生危机。家庭危机对家庭的冲击作用可以在社会支持网络的帮助下得到减缓。这些支持网络包括家庭成员、邻居、亲戚、朋友和互帮小组。关系密切的邻居能够了解左邻右舍的各种危机，并在处于危机时给予必要的援助。在应激情境中，亲戚提供的支持对解决危机具有重要作用。然而，近几十年来，家庭规模的发展趋向核心小家庭，亲戚关系疏远了，这对度过危机、减少压力是不利的。为此，对自助小组训练的需要日趋增加，这些小组训练能够对特定类型的危机提供信息和情绪的支持。

3. 与工作有关的应激源

（1）工作环境有关的应激

与工作环境有关的应激主要是来自与工作有关的外部环境。如工作场所的大小、工作环境的舒适度、工作强度的大小、工作性质以及工作的安全度等。长期在狭小空间工作容易让人产生压抑的情绪；工作环境温度过高或过低都会影响人体舒适度，进而影响情绪；工作超载容易使人紧张，低载又使人没有动力；倒班的工作影响人的生物节律，使人情绪不稳定；工作安全系数低也常常让人处于慢性焦虑状态。

（2）人际关系紧张

职场中良好的工作关系是提高工作效率的润滑剂，在好的人际关系环境中，个体心理放松，无须小心翼翼，能够合作解决问题；相反，不良的人际关系使个体经常处于焦虑、抑郁情绪中，工作时更容易发生冲突，耽误工作进度的正常推进。

4. 与环境有关的应激源

（1）自然灾害应激

自然灾害一般是指给人类生存带来危害或损害人类生活环境的自然现象，包括干旱、洪涝、台风、地震、海啸、滑坡、泥石流、火山喷发等。

自然灾害应激源不仅会对人们的生活造成破坏，还会对心理和生理产生不良影响。由于自然灾害的发生，人们舒适的生活被打乱，灾后重建对人们的身心都是极大的消耗（张明，2004）。

（2）技术性灾害应激

技术性灾害应激一般是指人为因素引起的灾害。如人为引起的火灾、交通事故和酸雨等。有些技术性灾害给人们造成的伤害比自然灾害还要严重，如战争、核污染和化学爆炸等。虽然技术性灾害也具有不可预见和不可控制的特点，但是技术性灾害不是必然发生的，是可以尽量避免的。一旦发生技术性灾害，人们往往会懊悔、焦虑、悲痛、绝望、冷漠、意志消沉和沮丧。这种对心理的负面影响甚至在灾害发生的两三年以后仍然难以被接受（张明，2004）。

（3）都市噪声应激

优美的声音可以给人带来愉悦的享受，但是噪声却令人感到不愉快。当声音超过 80 分贝就属于噪声，噪声使人们接收了无用信息，形成信息超载，甚至产生压力感。特别是一些突发的、难以预测的和无法控制的噪声更容易让人无法集中注意力。但是噪声对人的影响会因人物、事件和情境的不同而不同。当声音的发出者是自己喜欢的人，声音的信息是期待的内容，或者若处于一种愉悦的情境时，此时的声音即使超过了 80 分贝，也不会被理解为噪声（张明，2004）。

（4）空气污染应激

一些工业废气、汽车尾气和烟草的烟气等都是日常生活中的空气污染应激。空气污染应激不但会破坏环境，使生存环境恶化，造成酸雨和臭氧层破坏，还会给人们的身体造成伤害。严重的空气污染对人们的呼吸系统造成损害，使人们容易出现各种身体疾病，如头痛、疲劳、失眠、过敏等问题（张明，2004）。

（5）过度拥挤应激

因过度拥挤产生的不愉快、不舒适就是拥挤应激，拥挤应激会对人的行为产生很大影响。人们在拥挤的环境中更容易产生烦躁或愤怒的情绪，此时生理唤起程度高，汗腺、肾上腺素的分泌都将增加，稍有外界因素激惹，容易出现侵犯行为或攻击行为（张明，2004）。

（6）突发公共卫生事件引发的应激

突发公共卫生事件和与此相关的各种负面信息都可能引发应激反应，并且突发公共卫生事件还可能衍生一些次级应激源。次级应激源是由上一级刺激引发的反应，比如负面情绪和生理反应，它们作为新的应激源，引起进一步的反应，形成连锁反应。为了严格防控，各地会采取相应的响应措施，此时形成的应对突发公共卫生事件的紧张环境氛围同样属于应激源。

二、常见的应激反应

（一）常见的个体应激反应

1. 生理反应

（1）无明确原因的疼痛问题

公共卫生事件突发期间，群众居家隔离，户外活动往往减少。一项有关青少年的研究发现，因学校停课，青少年居家学习期间与父母关系紧张，学习压力增加，表现出头痛、身体肌肉紧张、肩颈疼痛等症状（焦文燕等，2020）。

（2）消化系统问题

当个体长期处于应激状态、受不良情绪的影响时，常常会出现肠胃不适、腹泻、食欲下降、肌肉紧张等躯体反应。长时间处于应激状态，还会引起内分泌紊乱、免疫功能下降，从而增加患病风险。

（3）内分泌系统和神经系统问题

生理学研究表明，应激会影响个体的大脑、内分泌、免疫和心血管系统的结构和功能（De Kloet，2005；Steptoe，2007；Foley，2010）。应激反应影响个体内分泌系统体现在，应激会使促肾上腺皮质素、皮质醇和肾上腺素水平升高（齐铭铭等，2011；Kirschbaum，1994；Munro，2005；Kirschbaum，2007）。应激反应完成后，内分泌系统分泌物浓度能够反映出应激反应的强度，例如，皮质醇的浓度。应激刺激出现一段时间后，才可以观察到这种滞后效应。唾液皮质醇的最高浓度水平可能在受到应激刺激的10分钟后出现，也有研究认为可能出现在20分钟后或者5分钟后（Rohleder，2001；Gaab et al.，2002；Childs，2006；Het，2009；Petrowski，2010）。

应激反应影响个体免疫系统的表现为，应激会诱发促炎性细胞因子活性增加。持续的应激反应会引发糖皮质激素和儿茶酚胺的变化，进而抑制免疫系统的功能。个体的免疫系统容易出现功能紊乱的症状，故而诱发免疫疾病（Steptoe et al.，2007；金惠铭，王建枝，2008）。应激反应影响个体神经系统的主要表现为心率升高，心率变异性（HRV）可以很好地反映应激程度。一般情况下，心率会在应激反应结束后的5分钟内恢复正常（Childs et al.，2006；O'Donnell et al.，2008；Xhyheri，et al.，2012）。

（4）睡眠问题

公共卫生事件突发期间，较多的个体表现出睡眠问题。一项以青少年为样本的调查显示，公共卫生事件突发期间个体容易出现睡眠障碍或入睡困难，由于过度紧张、担忧导致入睡慢、做噩梦和易惊醒，醒后因害怕而较长时间不能入睡（焦文燕等，2020）。近年来已有众多研究表明，心脑血管疾病、抑郁症、糖尿病等均与睡眠不足有关（Marta & Lydia，2017；陈小芳等，2019；沙开香，2016；沈俊娴等，2020）。

受到突发公共卫生事件影响的人群还有医护人员。为了保障患者得到及时救助，医护人员日夜坚守医疗前线，无法保证充足的睡眠，昼夜节律严重失调。此外，一些居家隔离人员的生活作息被打乱，不规律的作息导致睡眠障碍，具体表现为入睡困难、睡眠维持困难及日间睡眠增多。突发公共卫生事件发生后人们出现各种心理和情绪问题。一些研究发现，突发公共卫生事件期间一线医务人员焦虑发生率为 23.04%，这些情绪因素又诱发失眠或加重原有的慢性失眠（Huang et al.，2020；王赞等，2020），并出现对睡眠的不满意感（Kryger et al.，2010）。

2. 心理反应

（1）情绪反应

在个体无法依靠自身的能力应对危险情境时，应激反应会导致心理失衡感，一旦觉得无法控制事情的发展，心理安全感受到威胁，就会伴随产生紧张焦虑的情绪。在应激事件中，情绪反应是最容易被觉察也是最先被关注到的。在公共卫生事件的突发和防控过程中，个体的情绪反应主要表现为焦虑、无助、恐慌、紧张、悲伤、烦躁、多疑、沮丧、绝望、易怒、自责等。焦虑和恐慌是最为常见的情绪反应。

在突发公共卫生事件中，处于不同角色、不同情境的个体，其情绪反应也会有差异。对于确诊患者而言，他们可能会体验到强烈的恐惧，担心自己的病能否被治愈；还担心自己的家人是否被自己传染；如果家人被传染，则会产生深深的自责和愧疚。隔离观察人员同样会担心自己是否被感染或亲属是否被传染，因为处于不确定的状态，所以焦虑感可能会更加明显。奋斗在一线的医护人员，面对大量的就诊患者及医疗物资的紧缺，也会感受到紧张和无助；面对患者及家属的不理解甚至是责难，在受到不友好的对待时，还会体验到委屈、悲伤和难过。此外，若突发公共卫生事件恰逢节假日，居家、限行、延迟休假等措施致使许多人的出行计划受到影响，有的个体因此表现出易怒和烦躁，稍有不适就会火冒三丈。

（2）认知反应

当身处带有风险的环境中时，个体需要提高警觉，增强感知能力，集中注意力应对外界的挑战和威胁。但是，如果应激反应过于强烈，个体的认知功能可能发生消极的变化。例如，强烈的恐惧、焦虑和抑郁情绪会严重损害个体的认知功能。只有个体情绪平稳，才能准确地执行感知、记忆等认知过程。

面对情况不断发展的公共卫生事件，个体的认知反应主要表现为灾难化预测、总是担心自己可能被感染、很难将注意力从公共卫生事件转移到其他事情上，甚至出现自杀的想法。如果突发公共卫生事件传播速度快、持续时间久、影响范围广，那么群体中就会滋生一些灾难性的想法。例如，在公共卫生事件突发期间，只要出现感冒症状就认为自己被感染，一旦居家隔离就担心自己破产、失业、无法顺利考试或完成学业，被确诊就认为周围的人会永远远离自己等。当突发的公共卫生事件发生时，人们往往来不及理性思考，可能产生一些不合理的认知，例如，"作为医生，必须把所有患者都治好""只有时刻关注突发公共卫生事件的变化，才能避免被感染""在灾难面前，人是渺小无力的"等。

（3）行为反应

在应对突发公共卫生事件时，个体在行为方面的反应主要表现为：反复洗手、消毒、就医；频繁检测体温；不停刷手机，了解突发公共卫生事件最新消息；过度饮酒、吸烟、暴饮暴食；生活规律紊乱等。例如，有些个体担心被感染，就不停地洗手、消毒；有些个体稍微出现躯体不适（例如，咳嗽、咽痛、打喷嚏），就反复就医；有些个体因无法顺利就医或未治愈，就对医生破口大骂，甚至大打出手；为了控制突发公共卫生事件，大家被要求尽量减少外出，有些个体觉得无所事事，因此通过饮酒、吸烟、暴饮暴食来打发闲散时间。

面对突发公共卫生事件，在一定程度上，大家表现出各种情绪、躯体、认知和行为的反应都属正常。但如果持续时间过久、强度过强，则会影响到我们正常的生活、工作、学习和人际关系。

（二）常见的群体应激反应

公共卫生事件突发时，媒体、报纸、广播会进行密集报道。社会群众加工这些新闻信息时，由于信息收集不全或接受到错误信息，导致出现信息理解偏差，常表现出不同程度的夸大负性情绪表现（许燕等，2020）。

1. 突发公共卫生事件导致群众恐慌情绪

造成恐慌情绪的主要原因是人们对安全的迫切需求，加之对突发公共卫生事件的防治知识缺乏了解，群众感知到生存环境处于高风险。前文提到，适当的警觉有利于群众应对风险，但过度的恐慌情绪则会破坏个体的心理健康，持续性的负性情绪也会引发个体的免疫功能下降。

2. 不确定性引发群众的焦虑紧张

突发公共卫生事件发生时，对事件认知存在的"不确定性"容易诱发焦虑紧张等情绪。一些疾病的原因、传播途径、治疗方法、治疗效果等很多医学难题都增加了不确定性发生的概率，这些都可能导致群众心态失衡，一旦心态失衡，整个群体会处于一种无序和失控状态，导致情绪和行为反应不受控制（孙馨，2020；操静等，2020；周兰等，2021）。

3. 失控行为

公共卫生事件突发时，个体会在认知基础上产生情绪和行为系列反应。行为反应实际是一种应对方式，目的是适应环境的应激事件，缓解应激事件对心理带来的冲击。在面对突发公共卫生事件时，人们表现出的非理性囤积、抢购、惊逃、过度防御等，都是缓解心理冲击对行为的反应。人类在突发的巨大威胁下表现出的僵化的认知行为反应，这是一种生物本能，也是人类进化的产物。当然，人类在表现出生物性的同时更具有较高的社会性，突发事件发生后也会表现出各种社会行为反应，如亲社会行为或反社会行为（许燕等，2020）。

（三）正常反应与过度反应的区分

1. 正常反应与过度反应的不同表现

在应激状态下，正常的反应有利于个体适应环境、保护自身安全。例如，在看到公共卫生事件防控科普报道后，更加注意卫生、加强防护、减少不必要的外出。身体出现不适症状后，个体能够及时就医，避免造成严重后果。突发公共卫生事件下，人们比在正常生活中更加谨慎，这对防控工作是重要且必要的。但是，草木皆兵的过度反应，会让自己陷入担心、焦虑的常态，影响正常生活和身心健康。

2. 正常反应与过度反应的区分标准

评估个体对客观事件的反应是否过度，一个行之有效的方法是，与大多数人比较。在相同的情境下，如果与大多数人的反应一致，则说明自己的担心是正常范围的。如果反应过度，则需要对自己的反应进行调节。首先，个体可以转移注意力，做一个计划表，然后付诸实施，比如，看一些书、种一些花、学一门才艺。在这些行动中寻求满足与充实感，避免不安的产生。其次，可以观看科普视频，明确自身的反应是否为过度反应，是不必要的担心。以此来不断强化自己的认知，进而改变过度反应的行为。

第二节　常见心理行为问题的评估

公共卫生事件的突发，许多人一时难以接受，有的人焦虑万分，有的人寝食难安，有人感到不知所措，这些不适应现象的出现不仅影响了生活规律，也对人们的学习和工作造成了很大影响。本节围绕公共卫生事件突发时期人们出现的心理特点，为大家介绍评估自身的心理健康状况的方法。

一、心理健康的认识

1948 年世界卫生组织（WHO）在其颁布的《世界卫生组织宪章》中对健康进行定义，指出："健康是身体、心理和社会幸福的完好状态，而不仅是没有疾病和虚弱。"1986 年 WHO 在《渥太华宪章》中对健康的定义进一步描述，强调"要实现身体、心理和社会幸福的完好状态，人们必须要有能力识别和实现愿望、满足需求以及改善或适应环境"。WHO 提出心理健康不仅指没有心理疾病和变态，还指心理健康的个体社会生活适应良好，人格完善，心理潜能得到充分发挥，在一定的客观条件下将个人心境发挥至最佳状态。目前，对于心理健康的定义存在众多划分标准和表述方法（傅华，高俊岭，2013）。

1. 社会学标准

社会学标准是以个人的自我实践和对社会的贡献两者统一为前提的标准。两者不统一时容易导致心理不健康，这是一种基于实践的判断标准，客观性不足。我国学者张海钟自 1995 年来，在这些驳论和立论文章中提出了二维的心理健康和心理素质标准构建框架（张海钟，2007）（见图 1-1）。

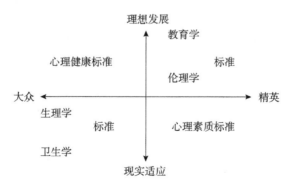

图 1-1 心理健康社会学标准框架

张海钟以此图为框架，描述各个学科角度的心理健康标准和心理素质标准，并对这些理论的构想及心理素质标准进行论述。

2. 统计学标准

统计学标准是以正态分布理论为基础，认为人群总体的心理健康水平趋于正态分布，越接近平均值，心理健康水平越接近正常，偏离平均值则为偏离常态。

二、心理健康的评估

1. 心理冲突类型

心理是否健康可以通过心理冲突类型进行区分，心理冲突有常形冲突和变形冲突两类。常形冲突特点为心理冲突与现实联系，涉及重要的生活事件，常常带有明显的道德性质，如因为是否帮助别人或是否举报不良行为等生活问题引发的冲突矛盾。变形特点为心理冲突与现实处境无关，或者说它涉及的是生活中鸡毛蒜皮的小事，一般人认为简直不值一提，冲突的发生让人难以理解，如因为是否吃药而导致的冲突矛盾。变形冲突往往不带有道德色彩（左成业，钟友彬，1993）。

2. 临床常用的评分标准

由于心理健康定义的标准不同，所以评估心理健康的方法也较多，心理冲突的常形往往是不健康状态的判断标准，心理冲突的变形是神经症的判断标准。许又新教授关于神经症的评分标准在临床上被广泛使用，在具体评估疑似神经症和神经症时，一般根据病程、痛苦程度和社会功能进行量化评分（具体见表1-1和表1-2）。

表 1-1 神经症评分标准

评估内容	评分			注
	1分	2分	3分	
病程	不到三个月为短程	三个月到一年为中程	一年以上为长程	至少要考虑近三个月的情况，评定涉及的时间太短是不可靠的
精神痛苦程度	轻度者病人可以主动摆脱	中度病人摆脱不了，必须靠别人的帮助才能摆脱	重度病人几乎无法摆脱	
社会功能	能照常工作学习或者工作学习以及人际交往只有轻微妨碍	工作学习或人际交往效率显著下降，不得不减轻工作，或改变工作，或只能部分工作，或某些社交场合不得不尽量避免	完全不能工作学习，不得不休病假或推卸，或某些必要的社会交往完全回避	

表 1-2 神经症评分结果

评分	评估结果
≤3 分	不够评估为神经症
4~5 分	疑似神经症，需进一步观察确诊
≥6 分	评估为神经症

三、心理健康的快速自我评估

1. 心理测验

心理健康的评估需要由专业的心理咨询师进行，但在接受正规心理咨询评估与服务前，自觉心理健康状况不佳的人群也可以进行简单的快速自我评估。

症状自评量表 SCL-90(Symptom Checklist 90,SCL-90)，亦称 Hopkin's 症状清单（HSCL），是当前精神障碍和心理疾病门诊使用最为广泛的检查量表（唐秋萍，程灶火，1999）。该量表共有 9 个分量表，90 个项目。

SCL-90 的统计指标主要为总分和因子分，可确定受测人是否存在心理健康问题，以及存在何种心理健康问题。

2. 症状判断

依据症状自评量表，人们可以根据生理、情绪、精神病性等 10 个因子指标进行自我评估，当个体自觉在多数维度上表现出症状时，就需要到专业的心理咨询机构寻求帮助。一般快速自我评估主要以躯体或情绪性症状评估为主，如头痛，焦虑、敏感、抑郁等，不同个体症状表现不同。

第三节　突发公共卫生事件下的心理危机干预

危机是指某些强大（包括生理性和心理性）的刺激作用于人，超过了个体所能忍受的程度，无法用常规方法来解决，使个体出现心理失衡的状态。一般来讲，构成心理危机的刺激要符合三个条件：一是环境出现对心理造成强烈刺激的事件；二是无法通过已有经验进行问题解决；三是个体的情绪、行为和躯体出现剧变。公共卫生事件的突然发生，让很多人都出现了生理、心理等方面的不适应或者改变。

一、心理危机干预概述

（一）什么是心理危机干预

1. 心理危机干预的定义

心理危机干预是在短程心理治疗基础上发展起来的心理干预方法，心理危机干预的目的是帮助个体解决当下的紧急问题，通过给予当事人情感支持和心理援助，恢复心理平衡，平缓度过危机，并不涉及对心理危机当事人的人格矫正（王晓刚，2016）。

2. 心理危机干预的特点

（1）复杂性

导致心理危机发生的原因较为复杂，因此心理危机干预工作也具有一定的复杂性。一般来说，突发公共卫生事件发生后，影响范围较大，不论是亲历者还是目击者，可能都需要心理危机干预（Myers et al.，1980）。

在突发灾害发生初期，工作千头万绪，先要解决受灾群众的生命安全问题，之后对得到救助的群众进行准确的心理评估。由于人数众多，给心理危机干预造成很大的困难。加上群众更担心自己的生活、就业等一系列现实问题，心理危机干预通常还要与思想工作、医疗救助、问题解决结合在一起。需要心理危机干预的人群也较为复杂，受灾群众和参与救助的医生、警察、军人和志愿者等，这无疑增加了心理危机干预的工作量和难度。更重要的是，心理危机可能会发生连锁反应，危机引发不良情绪，不良情绪加剧危机，最终可能恶化成更严重的心理障碍、心理疾病，使心理危机干预工作变得更加复杂、困难。

（2）分类与分阶段开展

一方面，根据心理危机干预的复杂性，心理危机干预要分类、分阶段开展，否则可能会对干预对象造成二次伤害。对于受灾群众要以心理救助为主，对于救援人员要以情绪疏导为主。还有一些群众由于本身属于处境不利人群（如老人、儿童），更需要得到重点帮助。

另一方面，阶段性是突发事件心理危机干预工作的又一重要特点。突发事件发生初期更多的是一种心理救援，后期恢复重建阶段的干预可以称为心理救助。另外，根据应激反应发展的阶段划分，处于危机中的人群会经历警戒期、抵抗期和衰竭期。在前两个时期，当事人会调动身体资源对抗应激事件，抵抗期过后，如果应激源持续存在，个体就会进入衰竭期，所以，在警戒期和抵抗期，要以情绪疏导、哀伤辅导和重建社会支持为主。在衰竭期，自杀事件会增加，此时，开展心理危机干预显得更加必要。

（3）持续跟进

突发公共卫生事件后，当事人会经历警戒期、抵抗期和衰竭期，应在各个不同阶段进行分类干预。突发事件后的心理危机干预对当事人来说，更像是一种"心灵包扎"，只能应付当下紧急的情况。当心理危机干预任务结束，专业人员撤离后，受灾者可能还会暴露出一些问题，这可能需要与后续治疗过程相结合，对受灾者进行心理重建（宋晓明，2017）。

（二）心理危机干预注意事项

1. 心理危机干预不等于心理治疗

心理危机干预工作并非心理治疗，干预工作的设置可以更灵活，最好能减少对时间、地点的限制。而心理治疗通常是一个系统的治疗过程，需要咨询师与来访者建立良好的咨询关系，并根据来访者的情况制订治疗方案，并及时收集治疗效果，对方案进行调整。可以说，心理危机干预是一个快过程，心理治疗是一个慢过程。

2. 心理危机干预要即刻就近

心理危机干预工作要求即刻、就近。突发公共卫生事件后的心理危机干预中帮助受灾者恢复生理和心理的正常机能显得尤为重要，这就需要干预人员具有较强的专业素质，在技术上过硬，咨询关系建立的环节要进行压缩，选择起效最快的干预方法（钱英等，2020）。

3. 掌握心理危机干预时机

公共卫生事件的心理干预应随同医疗救助同步开始，贯穿始终，只是不同阶段的侧重点不同。早期介入阶段，倾听和共情，保证施救人员的情绪得以正常宣泄，给予受灾者正确的信息和鼓励；现场危机干预，亲人去世后，当事人没有哀伤的过渡期，救助人员也可能因为高强度工作而心态暂时崩塌，此时需要有经验且心境平稳的心理治疗师进行干预。另外，还需要建立相应的检测和追踪机制，对重点受灾人员和救助人员进行回访。

（三）心理危机干预流程

1. 流程介绍

美国心理学家 Gilliland 和 James（2000）提出了心理危机干预六步法。

（1）确定问题

（2）保证安全

（3）给予支持

（4）干预者提出并验证应对方式

（5）制订计划

（6）得到承诺

心理危机干预六步法的具体含义如下。

第一步：确定问题

危机干预的第一步是要从当事人的角度，确定和理解当事人所面临的问题是什么。咨询师需要明确的问题主要有以下几个。

第一，当事人当前面临的主要问题是哪些？

第二，当事人产生当前问题的原因是什么？

第三，当事人当下亟须解决的问题是什么？

第四，当事人接下来要处理的问题是什么？

第五，当事人是否需要其他人参与接下来问题处理的过程？

第六，当事人是否存在严重的躯体疾病或外伤？

第七，咨询师还需要对当事人自伤或自杀意念与行为的危险性进行评估。如果其有严重倾向时，可考虑转介精神卫生中心。

第二步：保证安全

安全感对处于心理危机之中的个体来说是最核心的需要。在危机干预过程中，心理危机干预工作者要将保证当事人安全作为首要目标。可以通过帮助当事人离开危机情境，使其情绪保持稳定，并提供必要的信息。

第三步：给予支持

危机干预者应该尊重当事人的经历和感受，不对当事人做主观评价。在干预过程中，让求助者感受到无条件的接纳与积极关注，给予当事人相应的支持。

第四步：干预者提出并验证应对方式

在多数情况下，当事人遭受心理创伤而失去主观能动性后，思维处于混沌的状态，不能恰当地做出判断。心理危机干预工作者应引导当事人认识到，有许多变通的应对方式可供选择，应该从多种不同途径思考和寻找变通的方式。

第五步：制订计划

危机干预的第五步是制订计划，这是从第四步直接发展而来的。危机干预工作者要与当事人共同制订行动步骤，矫正其情绪的失衡状态。干预计划要与当事人面临的具体问题、心理需求、心理功能水平、文化背景、社会生活习惯和家庭环境因素相适应。危机干预的计划要有时间要求、具体可行、可操作化，更重要的是，计划还需要根据当事人的情况进行灵活调整，并且有利于追踪随访。

第六步：得到承诺

让当事人承诺能够坚持实施干预方案，这一步是促进当事人坚持干预方案的实施。可以让当事人复述计划："现在我们已经商讨过你计划要做什么，下一步将看你如何向他／她表达自己的愤怒情绪。请跟我讲一下你将采取哪些行动，以保证你不会发脾气。"

2. 寻求专业心理咨询

突发公共卫生事件对各类人群都产生了不同程度的影响，不同年龄、职业的人群也表现出不同的心理问题隐患，当心理问题症状较为严重，无法通过自我调适、社会支持得到缓解时，就需要寻求专业心理咨询的帮助。在突发公共卫生事件发生后，得到及时的心理援助，特别是静默的陪伴，可以帮助当事人缓解压力、释放情绪、内心平和。心理援助是一种互动关系，需要咨询师提供帮助，来访者主动配合。心理援助的有效性取决于当事人的主观能动性和自我治愈力（张日昇，2020）。也有一些个体受到多种因素的影响，拒绝寻求专业的心理咨询帮助。愿意寻求帮助的人往往具有以下特点：年龄小、女性、情绪处理能力强、外部归因、自我控制水平较低；同时，疾病治疗恐惧、文化差异和认知偏见也是个体拒绝寻求帮助的影响因素（余晓敏，江光荣，2004）。

二、常用心理危机干预取向

（一）存在主义疗法

存在主义疗法并非一种明确的治疗技术，也没有可以明确界定的治疗模式，存在主义疗法更注重主观体验，可以理解为是一种治疗理念和治疗哲学。

以存在主义理念为指导的心理治疗者认为焦虑是一种体验，通过这种体验可以帮助人类理解自己的本质。存在主义者主张面对生活、感受生活，在排除神经性焦虑的基础上，接受正常焦虑（罗增让，2010）。秉持存在主义理念的人会将焦虑视为成长的刺激物，想要开启新生活，就要从接纳自我、面对焦虑开始。

欧文·亚隆（Irvin D. Yalom）强调，治疗的第一步就是要帮助来访者接受自己的责任，只有自己才能改变现状，不再自我欺骗。Deurzen 指出，存在主义并不像传统治疗模式那样去"治疗"病人。她并不把来访者看作病人，而是将他们看作不善于生活的人。存在主义疗法的目标在于通过直接的、实时的经历帮助来访者在其追求意义和目的的道路上发展出更富有意义的存在（Gerald et al.，2010）。

（二）叙事疗法

叙事疗法通过讲述故事将问题表现出来，引导来访者从故事中得到启发和教育，从而主动配合治疗，使治疗更有效果。

1.叙事疗法的治疗理念

"叙事疗法"的理论基础是后现代心理学，该理论认为人的认识和行为是先前经验与社会互动的结果，是利用现有的社会互动对过去经验的重新解释，用新的更具适应性的故事替代原先不大适应的故事，促进个体生命的重新建构和成长（周建文，2016）。在叙事心理治疗中，来访者首先叙述故事；然后在咨询师的启发和帮助下，来访者找到并分析故事中遗漏的部分（肖安庆，张籍匀，2014），激发和唤醒来访者内在的治愈力量。当事人在故事中感受人物的内心世界，抒发情感，接纳自我，走出困境。

2.叙事疗法的基本假设

语言是人的基本交流工具，向别人讲述自己的故事，或者倾听别人的故事，都能起到心理咨询中的宣泄作用。讲述者和倾听者如果能产生情感共鸣，那么这个讲述的过程就更具有意义。当然，同一个故事由不同的人倾听，会产生各种不同的理解，每个人会根据自己的经验诠释故事所包含的意义（成军，2012）。

（三）眼动脱敏与再加工疗法

眼动脱敏与再加工疗法起源于单纯的系统脱敏疗法，由美国心理学家弗朗辛·夏皮罗（Francine Shapiro）于1991年创立，眼动脱敏与再加工疗法结合认知重构、实验法和心理学的方法，通过想象进行认知重构，利用快速而有节奏的眼动来增强当事人的自信心（Maxfield & Hyer，2002；杨清风，崔红，2015；陈宝坤等，2014）。

目前，多数学者倾向于将眼动脱敏与再加工疗法运用于严重创伤后应激障碍（PTSD）群体。PTSD患者的记忆容易触发闪回、噩梦和侵入性想法。

使用眼动脱敏与再加工疗法中的双向眼动和再加工的程序化治疗，能够帮助患者恢复大脑信息加工的平衡，找到大脑适应性问题的解决方案，最终达到自我康复的目的。因此，Shapiro 认为眼动脱敏与再加工治疗的目标有三个，即降低求助者的焦虑、增强积极情绪体验、唤醒个体改变信念与行为的自觉意识（Shapiro，2001；杨清风，崔红，2015）。

解析眼动脱敏与再加工疗法的作用机理，可以从生理学和心理学两个角度入手。

第一，从生理神经机制角度。眼动脱敏与再加工的治疗机制是通过扣带回的前摄抑制回路抑制恐惧编码细胞的活动，二者达到平衡且高度稳定，从而达到缓解紧张和焦虑的治疗效果（Meulewaeter et al.，2019；高洁等，2020）。也有研究认为患者在回忆厌恶记忆的同时进行水平眼球运动，可降低厌恶记忆的生动性或情感体验（Muraoka et al.，1998）。

第二，从心理学角度。主要从催眠学、心理动力学、行为学和认知行为学四个方面入手。催眠学主要借助催眠技术，使当事人体验、接纳、面对那些被压抑的负性情感和记忆，通过治疗师的暗示和引导逐渐减弱相应的情绪反应；心理动力学主要运用自由联想法激发来访者，增强其生理与知情意的联结；行为学研究者基于条件反射原理，提出可通过系统脱敏的结构化自我控制技术进行治疗。例如，通过渐进性心理放松训练和想象暴露疗法降低来访者的高警觉状态与创伤刺激的联系；认知行为学整合经典条件反射和信息加工模型，对情感加工过程进行分析（Maxfield & Hyer，2002；杨清风，崔红，2015）。

（四）正念训练

正念是对身心平衡状态的一种追求，最终达到身心理想状态的理念。正念疗法在治疗各种神经症、成瘾行为、人格障碍等领域都有很好的效果（熊韦锐，于璐，2011；纪春磊等，2018）。正念疗法通常是从躯体及行为角度进行干预，无须深奥专业理论的限制，个体可以在家中练习，可有效利用的网络程序和音乐、视频资源较多（熊韦锐，于璐，2011；叶文君等，2020）。

1. 正念减压疗法（Mindfulness-Based Stress Reduction，MBSR）

该方法的研究重点是人的态度。正念疗法鼓励人们无任何偏见地对待自身的体验，无条件接纳自身的节奏。在正念冥想练习中，个体的压力得到缓解，进入放松、舒适的状态。无论处于冥想过程的哪一个阶段，个体都如同第一次看到一样。来访者只需要将注意力简单地返回到呼吸上来就可以，并且信任自己的直觉，以当下状态看待事物，无需害怕、疑惑、后悔，或加以评价（Astin，1997）。

2. 正念认知疗法（Mindfulness-Based Cognitive Therapy，MBCT）

该方法是专门治疗抑郁症而创立的，该疗法尝试概念化人与认知的关系，而非认知本身。与认知行为疗法不同，来访者在咨询师的引导下聚焦当下，觉察内心，当来访者意识到消极状态出现后，不解读，不投射，不与自己做辩论，以一种开放和接纳的心态面对困难。正念认知疗法需要来访者集中注意力，觉察自己的身体状态与情绪状态。在此过程中，做到顺其自然不做评判。经过反复练习与体验，个体会产生一种"能意识到的觉醒模式，而不是一种习惯化、自动化的浑然模式"（Lau & Mcmain，2005）。

3. 辩证行为疗法（Dialectical Dehaviour Therapy，DBT）

该方法最初是为了治疗边缘性人格障碍而产生的。辩证这个词在这里是指调节两种相互冲突的立场和思想，该疗法的关键因素是情绪管理、关系技巧、压力容忍和正念。辩证行为疗法在治疗边缘性人格障碍时，主张来访者能够容忍生活中的压力和学会自我接受，同样是以冥想为主，由于边缘性人格障碍来访者无法长时间静坐，所以需要将课堂训练和非正式冥想练习相结合，最好在日常生活中进行正念练习（Lau & Mcmain，2005）。

4. 接受与承诺疗法（Accept and Commitment Therapy，ACT）

接受与承诺疗法的重点聚焦在经验回避问题，该疗法把"疼痛"与"痛苦"分得很清楚。当个体体验到痛苦时，会极力摆脱痛苦，结果反而会更加痛苦。接受与承诺疗法主张个体应无条件接受自己的情绪情感、思维意念。在此基础上，运用认知行为技术帮助个体实现自身意愿，进而改善自身身心状态，提升生活满意度（姜金波等，2019；高欣等，2015）。

（五）电影疗法

电影疗法作为一种新型艺术治疗模式，兴起于 20 世纪 90 年代。Berg 等人（1990）最初以流行电影为材料，解决个体的心理健康问题。Lappi 认为流行电影是流行文化的象征，电影疗法是运用流行文化进行心理干预的疗法。将电影疗法应用于心理干预，不仅可以解决个体性别认同的问题，也能够解决更广泛的家庭、社会和文化问题（王鑫强，秦秋兵，2016）。

电影疗法心理机制的解读，主要基于班杜拉的替代学习理论。来访者通过观察和模仿榜样行为，达到替代性学习的目的。Ulus 认为根据来访者的心理活动过程，可将电影疗法分为三个阶段，分别是投射阶段、认同阶段和融合阶段。投射阶段指来访者在观看电影的同时，需要主动寻找电影中与自身特征相近的人物角色，并将自己的内心情感投射给电影人物；认同阶段指在前一阶段的基础上，来访者会通过不断探索自身与电影人物的相似之处，建立认同边界，确立认同对象；融合阶段指经过前两个阶段，来访者在确立认同对象的基础上，逐渐与电影人物产生心理融合，形成强烈的情感共鸣。在与电影人物共情的同时，来访者的情绪也得到了宣泄与释放（王鑫强，秦秋兵，2016）。

电影疗法基于观察学习理论，强调榜样行为的渗透作用，能够缓解来访者的防御，具有一定的隐喻作用。使用电影疗法时选择适合来访者的影片尤为重要，能够让来访者理解影片表达的意义，引起情感共鸣，同时获得鼓励和支持。

Chapter 2
第二章

突发公共卫生事件下，
不同群体的心理问题

公共卫生事件的突发，让很多人无法适应，有人担惊受怕，有人焦躁不安，有人茫然不知所措，这些不适应影响了人们的学习、工作和生活，也影响了人们的健康。本章围绕突发公共卫生事件发生时不同群体的心理变化特点，介绍了适合不同群体的心理调适方法，有助于人们调节身心，更好地生活。

第一节　突发公共卫生事件下常见的
个体情绪与行为问题

根据对心理行为问题的分类标准，可以对突发公共卫生事件下常见个体心理与行为问题进行简单识别。同时，不同社会群体由于应激源和应激反应程度有所差异，也可能会表现出不同的心理与行为问题。

一、情绪问题

（一）恐惧

在心理学词典中，恐惧（fear）被界定为"企图摆脱某种情境而又无能为力时产生的情绪"（林传鼎，1986；孙元明，2020）。人的恐惧情绪是一种十分常见的情绪反应，当我们检测到潜在危险时，杏仁核就会被激活，让我们产生恐惧的感觉，同时引起心跳加速、出汗、呼吸紧张等相应的生理反应。恐惧的程度不同，对个体的意义也不同。适度的恐惧，能够让个体处于警觉状态，激活机体的保护机制。但是，如果个体恐惧过度，持续时间和程度超出自身承受范围，就会引起焦虑和恐慌。恐慌会破坏机体的平衡状态，对个体的身心健康均无益处。并且，恐慌更多的是在多个体、群体甚至全体中相互传染，引发集体恐慌、群体恐慌甚至社会恐慌（于欣，2020）。

社会恐慌与恐惧不同，恐惧是个人的情绪反应，社会恐慌则是大多数人共同的反应，社会恐慌往往伴随着非理性行为和自我控制感丧失，如非理性囤积就是社会恐慌引发的行为反应。社会恐慌这一概念强调四个方面的内容：第一，社会恐慌的主体主要是社会群众而非个人；第二，社会恐慌是多数人都会出现的共同行为反应；第三，这种共同行为反应反映在心理、生理和行为上的异常状态；第四，社会恐慌引发的行为往往是非理性行为。恐惧和社会恐慌等概念的区别见表2-1（孙元明，2020）。

表 2-1　恐惧与社会恐慌等概念的区别

概念	范畴	动态	特点	范围	涉及对象	主要表现
恐惧	情绪	相对固定	在个体身上表现出来的对具体事物极端害怕和强烈回应	个体	个体对刺激的特异反应	达到极点时有症状和体征变化，严重时引起癌症等
集体恐惧、集群恐惧	情绪	相互感染	在多人身上表现出来的对特定事物极端害怕和强烈回应	多个体	集体对刺激的相似反应	在群聚时引起自我控制能力丧失和群体约束力下降
群体性恐慌	情感	极度传染	在群体中表现出来的对抽象事物极端害怕和集体反应	群体	群体对刺激的相似反应	引起特定人群和非理性行为
社会恐慌	情感	流动变化	大部分人对想象中的威胁同时做出的过激反应	全体	全体对刺激的共同反应	放大的恐惧，引起公共秩序失控和社会混乱

恐惧和恐慌心理超过一定限度，就会对个体的身心产生不良影响。

1. 身体免疫力下降

在突发公共卫生事件背景下，个体在提高自身免疫力的同时，做好防护措施，防止传染。机体的免疫系统在正常状态下会帮助个体调节体内激素对抗外界刺激，应对压力。如果机体持续处于应激环境下，体内激素分泌异常，如肾上腺皮质激素分泌过多，影响血压血糖，机体免疫力就会下降，同时伴有失眠、无法集中注意力、没有食欲等症状。

2. 行为反应过激

表现为不恰当的自我防护或过度回避性行为，如在公共卫生事件突发期间，有些人回避社交，出现人际恐惧。

3. 更多关注负面信息，出现焦虑相关的情绪状态

为患病人群或是医护人员感到难过和悲痛；在公共卫生事件突发期间，

认为自己没有能力为亲人、社会做出一些努力而内疚；感觉陷入无尽的痛苦不能自拔，并认为他人无法理解自己的忧虑；情绪上很焦虑、烦躁，躯体表现为失眠、头痛等症状，总想做点什么，避免自己被感染。

4. 群体层面的恐慌还会对正常的社会秩序造成较大影响

一些群众可能出现非理性的抢购和囤积行为，抑或是污名化某些特定区域的个体和群体，对其产生偏见和歧视等，这些行为是社会群体对想象中的威胁的做出的过激反应，这种对刺激的共同反应会放大恐惧心理，引起公共秩序的混乱。

（二）焦虑

焦虑往往是基于某事而产生的情绪反应。焦虑有两种类型，分别是现实性焦虑和神经症性焦虑。现实性焦虑通常是由现实刺激引发，身体继而产生保护性的情绪和行为；神经症性焦虑则由未知的神经症性因素引发，无论是兴奋还是威胁，最终都会被焦虑压倒，个体在经历突发公共卫生事件时出现的焦虑情绪属于现实性焦虑。经历突发公共卫生事件的个体会表现出明显的焦虑情绪。焦虑情绪的身心反应主要有三种：第一，机体进入生理性紧张状态。此时，交感神经被激活，个体会出现植物神经系统功能亢进的症状。例如，心跳加快、胸闷气短、面部出汗、尿频尿急等；第二，个体有相应的负性情绪体验。主要有孤独、紧张、恐惧、焦虑等；第三，个体的社会功能可能受到影响，在行为上表现为行为回避（黄悦勤，2020）。适度的焦虑状态有利于个体躲避危险，但是如任由其发展，就会对人的生理和心理造成严重损害（操静等，2020；孙馨，2020；周兰等，2021）。

（三）抑郁

抑郁是指没有明确奋斗目标，精神颓废的状态，个体感到心中极其压抑，时常烦躁不安，有时会走向极端。抑郁会引发一系列身心问题，进而影响个体正常的工作、生活状态。抑郁症严重的患者还有可能出现自杀意念和自杀行为（董平等，2020）。因突发公共卫生事件入院的病人，也容易引发抑郁情绪，患者入院治疗需要进行隔离，家属不能探望，患者容易产生与世隔绝的感觉，进而表现出易激惹、心慌胸闷等身体不适症状（Leyro et al.，2014；操静等，2020）。例如，突发公共卫生事件期间，家族聚集性病例报道较多，一些住院患者担心家人被传染，担心家人治疗情况，因自己传染家人而感到内疚、自责，这些因素都可能导致抑郁情绪的出现。也有研究证实，抑郁往往与睡眠障碍具有高度的相关性和共病性（冯世艳等，2018）。相比于焦虑，抑郁是更严重的负性情绪状态，引发疾病的可能性更高，因此，亟须疏解抑郁情绪，以减少因抑郁问题造成的个人、家庭及社会层面的损失（Beck et al.，1998）。

（四）孤独感

孤独感是一种个体内心封闭的心理体验。由于外界排斥或者自身不愿融入外界，个体感觉到自身与外界的隔离感、孤独感。孤独体验分为长期体验和短期体验两种。短期的孤独体验不会对个体的身心健康产生负面影响，但长期体验孤独，个体可能会产生情绪障碍。孤独感的内心体验因个体的不同而有所区别。例如，老年人更容易感到孤独。公共卫生事件突发期间，为了有效阻隔传播，群众居家隔离，此时由于与外界的直接接触机会急剧减少，人们缺少最直接的语言与情感交流，难免产生无聊、孤独、寂寞的情绪，在居家隔离时孤独增强是一种正常现象，通常突发公共卫生事件发生时，独居者尤其是老人更容易产生孤独感。老年人孤独可能也反映出平时子女陪伴老人较少，突发公共卫生事件加剧了老人孤独感的产生。个体长期与外界隔离会引发孤独感。与此同时，孤独感的体验会增强个体与外界的疏离感，这种疏离感又会增强个体的孤独体验。如此恶性循环，势必会影响个体的身心健康，导致个体身心系统的紊乱。

（五）其他负性情绪

在公共卫生事件突发期间，群众深度体验到负性情绪，例如，焦虑、抑郁和恐惧。除了上述三种负性情绪外，还容易出现疑病和强迫等症状（苏斌原等，2020）。也有患者表现出神经衰弱等症状（张莉莉等，2020）。已有研究显示，在公共卫生事件突发期间，群众的失眠率、创伤后应激障碍的发生率分别达到了69.25%、4.75%。公共卫生事件的突发，降低了群众的主观幸福感，减少了积极情绪体验；与此同时，负性情绪体验增加，身心问题增多。与正常社会生活环境相比，最明显的变化是公共更加关注社会风险（冯正直等，2020）。不同个体表现出不同类型的负性情绪，负性情绪表现之间可能也存在交错的联系，同时诱发情绪问题的根源可能是紧密相关的。

二、行为问题

（一）物质依赖

1. 酒精与酗酒

突发公共卫生事件发生后，社会群众常表现出紧张焦虑、恐惧担忧等负性情绪反应，如果没有很好的处理这些负性情绪，就可能增加个体物质滥用风险，并最终造成物质依赖（Qiu et al.，2020；杜江等，2021）。酒精使用在普通生活中较为常见，一些社交性饮酒可以起到沟通交流的作用，也有一部分人借助酒精的作用，释放情绪、舒缓神经或辅助睡眠。但如果酒精使用频率过高，饮酒量过大就会引发一些躯体问题或精神问题。

在突发公共卫生事件发生时，居家隔离使酒精滥用或依赖风险增加。那些已经产生酒精依赖的人如果突然出现断饮，可能会出现严重的戒断反应，甚至危及生命。因此，在公共卫生事件突发期间应避免借用酒精缓解负性情绪或睡眠障碍问题，尤其是酒精依赖患者切忌在家自行戒酒（杜江等，2021）。

多数研究都显示创伤应激事件后的酒精使用量会有所增加。其中，包括自然灾害和人为灾害，例如，海啸、飓风、地震等；恐怖袭击、渡轮沉没、核事故等（Kasl，1981；Shimizu et al.，2000；North & Kawasaki，2004；Kohn，2010；Cerdá，2011；Nordløkken，2016）。较少有研究对酒精使用障碍进行单独测定，大部分研究将饮酒及酒精使用障碍与其他精神问题共同评估，如抑郁症、焦虑症等。

一项关于恐怖袭击与物质使用的元分析研究中，纳入的21篇文献中有17篇表明恐怖袭击与饮酒增加有关，基于研究结果预测报告饮酒量增加，会在恐怖袭击事件发生后的两年内升至7.3%（Dimaggio et al.，2010）。一项灾难后的追踪研究表明，饮酒量在灾后会短暂上升，但会随着时间推移而减少。

关于灾后酒精使用障碍的研究结论并不一致。也有少数研究与前述研究持相反观点。例如，有研究对2004年东南亚海啸的幸存者进行调查，18.3%的受访者出现饮酒量上升，而21.1%表现为下降（Nordløkken et al.，2016）。North等研究人员对10次不同灾难中的幸存者进行分析，发现灾难后并未增加发生酒精使用障碍的风险，但患有酒精使用障碍的人可能报告饮酒增加（Carol et al.，2011）。还有少量研究的受访者在灾难后酒精使用障碍的比例下降（North，et al.，2004）。结论不一致可能是由于经历突发卫生事件的人群不同、灾难性质不同或者是回忆内容出现偏差造成的（常祥文等，2020）。

2. 吸烟

突发公共卫生事件给普通人群带来了全方位的严重影响。一项关于戒断期成瘾者的研究结果显示，在应激状态下，物质使用障碍患者更容易出现负面情绪，他们更习惯采用既往的行为模式应对负面情绪（Moise & Ruiz，2016；Vlahov et al.，2002；Xiaolu et al.，2017；杜江等，2021）。

例如在公共卫生事件突发期间，居家隔离使所有娱乐场所关闭，群众的日常行为和生活方式都发生了很大的改变，尽量保证生活必须品的供给，吸烟者烟草可得性降低，由于社交减少，吸烟行为也相应减少。

吸烟的行为评价通常以吸烟量作为客观指标。一项对公共卫生事件突发期间普通群众吸烟量研究表明，结果发现，公共卫生事件突发期间吸烟量及其变化情况中，73.0% 的吸烟者吸烟量不变，7.7% 的吸烟者在公共卫生事件突发期间吸烟量增加，19.2% 吸烟者吸烟量减少（毛一蒙等，2020）。

3. 药物

与其他成瘾行为一样，创伤性应激事件可能会增加成瘾性药物的使用概率。有研究发现创伤应激事件可能是导致药物滥用或依赖的重要诱因（Breslau，1998）。创伤性的经历会增加药物成瘾者复吸的概率（Dewart et al.，2006）。在公共卫生事件发生期间，一些成瘾患者的治疗需求可能会受到影响，需要通过一些举措保证治疗的进行（Sun et al.，2020）。但需要特别警惕的是，对于成瘾高危人群中没有参加美沙酮门诊治疗的阿片类成瘾患者，突发公共卫生事件带来的生活改变及恐慌，很可能诱发药物成瘾的发生、复发及相关的违法犯罪事件（常祥文等，2020）。普通群众出现紧张、焦虑和失眠等轻度症状，推荐使用放松训练、太极、瑜伽等方法。如果症状较为严重，需要药物干预，应在专业医师的指导下使用，切勿自行购买服用（杜江等，2021）。

（二）成瘾行为

借助其他行动来压制自己的负面感受，是人们常常采用的应对方式，成瘾行为的背后通常都反映了一定的逃避现实的思想❶。有研究发现，负性情绪与手机依赖等成瘾行为之间呈正相关（Faasse & Petrie，2015）。一项

---

❶ 勒庞 . 乌合之众：大众心理研究 [M]. 冯克利，译 . 北京：中央编译出版社，2004.

研究对成瘾患者进行了心理分析，结果表明，成瘾患者主要是为了减轻痛苦、焦虑、不安等负性情绪，但是这种缓解只是暂时的，从长期看，成瘾行为会增加心理压力（罗亚莉，2020）。

1. 游戏与网络的过度使用

游戏及网络的过度使用游戏障碍多出现在青少年群体（杜江等，2021）。有调查显示，创伤应激与问题性网络使用（Lee et al., 2016）、食物成瘾（Mason et al., 2014）等行为显著相关。灾难应激下，有些个体为了逃避现实的压力，在网络世界中获得愉悦感，这些活动提高了多巴胺激活程度，能够使个体获得奖赏减轻痛苦。公共卫生事件发生时采取的居家隔离措施，使人们有更多时间接触网络，很可能沉迷网络并导致网络成瘾。另外，上述创伤性应激事件相关的异常行为也可能会导致个体出现心理问题，长此以往会影响个体的身体健康和生活质量（常祥文等，2020）。

2. 过度洁癖

过度洁癖是强迫症的症状之一，通俗地说就是过分追求干净。过度洁癖比一般人更注重清洁，有的甚至影响正常生活，具体表现为患者习惯过多重复同样的清洁动作。个体总是试图把自己以及周围环境变得超级干净，但实际上，他既不可能又没能力达到令他自己满意的程度。洁癖强迫症的临床表现形式复杂，有人间隔固定时间产生洗手冲动，有人在碰过其他东西后产生洗手冲动（吴日岚，蒋婷，2015）。

过度洁癖的危害主要有两点：

（1）易诱发神经衰弱，造成精神困扰

在公共卫生事件突发的背景下，过度洁癖的个体无法放松，对身心健康非常有害。个体长时间保持警惕、应激状态，集中精力于消毒杀菌，会使人精力与认知资源衰竭，产生身体和精神的疲劳感，引发包括焦虑、压力、沮丧和强烈的情绪；这些人的情绪状态异常敏感，情绪也非常容易波动，同时伴有一定程度的神经衰弱（吴日岚，蒋婷，2015；费医等，2019）。

（2）洁癖会危害免疫系统进化

社会文明水平越高，人们越爱过度清洁，各种细菌无法进入人体，免疫系统不能形成抗体。这就像给免疫系统进行训练，没有经过训练的人体系统就容易出现过敏症状（吴日岚，蒋婷，2015；夏越，2016）。

（三）攻击行为

1. 家庭暴力

突发公共卫生事件发生后，社会交往减少，家庭成员相处时间增加，人们纷纷居家，长时间处在封闭且空间有限的环境中，会产生一些不良情绪。如果家庭氛围良好，那么家庭成员在互动过程中能够缓解不良情绪，提升幸福度。但是，在一些承受精神、经济、社会等压力的家庭中，个体压力无处释放，再加上突发公共卫生事件引起的焦虑、恐慌，就可能导致暴力行为产生。暴力行为是一些人不良情绪无法正确表达的产物。

家庭暴力行为有身体暴力和语言暴力两种，两者都会对受害者产生较大的身体和心理的伤害。身体暴力是指家庭成员之间的，以殴打、捆绑、禁闭、残害或者其他手段对家庭成员进行身体伤害；语言暴力是指使用谩骂、嘲讽、恶语相向等方式对家庭成员进行精神摧残。家庭暴力会对家庭成员造成不同程度的伤害，例如轻伤、重伤、死亡、身体疼痛和精神痛苦。突发公共卫生事件发生时，本就不和睦的家庭更有可能发生家暴行为，以前没有家暴行为的个体，在酒精等外力作用下，自我控制水平下降，抑制能力减弱，也可能做出家暴行为。

明晰家暴行为的产生机制，就能够避免家暴行为的产生。第一，家暴行为与个体人格特质相关。如果一个人情绪稳定性差，消极悲观，易怒、易激惹，遇事不能理性思考，解决问题的方式比较单一，思维不会灵活变通，那么在遇到突发的应激事件后，暴力行为发生的概率就会增加；第二，家庭暴力行为与外界刺激有关。如果特定刺激出现，家暴行为就会发生，那么，我们需要避免该刺激的出现。例如，有些人酒后会产生暴力行为，那我们就需要先解决其酗酒的问题；第三，施暴者的动机对暴力行为有显著预测作用。当第一次施加暴力行为后，施暴者能够意识到自己的问题，并想解决问题，我们可以帮助其共同面对。但是，家暴就是犯罪，我们不能纵容任何一次犯罪行为。总之，从心理、行为和法律层面共同解决家暴问题，能够预防家暴行为，使已发生的家暴行为得到妥善处理。要想从根本上解决一个人的暴力行为，需要进行一些系统稳定的心理治疗，需要依靠家庭成员之间较好的感情联结作为基础。如果遭遇家暴，受害者要学会使用法律武器保护自己，可以向当地妇联反映或者向公安机关报案（家家，2020）。

2. 自伤及伤人

自伤行为是个体将攻击行为指向自身的一种表现，突发公共卫生事件也会导致一些人产生一种伤害他人的狂热的极端心理，通常表现为故意瞒报病情、恶意传播疾病，以及恶性伤医等行为。面对这些具有极端心理问题、妄图伤害他人的人，我们首先应该在保证自身安全的前提下制止对方，或是直接拨打当地执法部门的电话寻求帮助，以避免恶性事件的发生。

（四）暴饮暴食

暴食障碍（Binge Eating Disorder，BED）是最常见的进食障碍（Eating Disorder，ED）之一。暴食障碍常常是一种反复发作的暴食行为，这种暴食行为表现为在患者相同的时间内饮食摄入量严重高于大多数人，并无法控制进食量，这种情况发生概率较高，平均每周都有发生，症状持续时间长达三个月以上。发作时常表现出以下不同症状：如快速进食直至出现不舒服的饱腹感，身体不饥饿时进食大量食物，因进食过多感到尴尬而单独进食，进食后出现自我厌恶、抑郁或内疚等情绪（卢昭静等，2020）。

影响暴食障碍的因素很多，有神经生物因素、情绪认知因素、人格特征和家庭因素等。在突发公共卫生事件的背景下，个体的抑郁、焦虑、恐慌情绪不断增强。研究显示，67%~79%的暴食障碍患者至少患有一种精神障碍（Hudson et al.，2007）。暴饮暴食行为中常常伴随抑郁情绪，且两者呈正相关关系，即抑郁程度越高、暴食状况越严重。另外，暴食状态与非暴食状态相比，暴食时的抑郁情绪评分似乎更高（Dingemans et al.，2015；Munsch et al.，2012；卢昭静等，2020）。此外，有调查显示，灾难应激条件下，有些个体通过大量进食来缓解焦虑，这与激活多巴胺的奖赏反应后，痛苦感减轻有关（常祥文等，2020）。

如果出现暴饮暴食的行为，对于程度较轻的个体，可根据来访者的具体情况进行针对性的干预，如认知行为疗法、厌恶疗法等；而对于中重度患者，则需要在进行心理治疗的同时，辅以药物联合治疗（卢昭静等，2020）。

三、常见的个体心理障碍

（一）心理障碍

1. 惊恐发作

惊恐障碍属于急性严重焦虑发作，遗传和环境因素都会对其产生影响。惊恐发作不一定会发展成惊恐障碍。即使惊恐发作，个体感到胸闷气短，甚至产生濒死感，也不会对个体生理系统产生伤害。有研究表明，体验过惊恐发作的成年人占20%，确诊惊恐障碍的成年人有2%。

公共卫生事件突发期间，那些平时就对身体健康比较关注的个体更容易受到与突发公共卫生事件有关的负性事件影响，高度紧张后容易引发惊恐发作。减少关注突发公共卫生事件信息，尽量少查看手机或电视中有关公共卫生事件的报道，避免情绪处于大幅度的起伏和紧张；如果确实要了解突发公共卫生事件的真实情况，尽量关注正规主流媒体的客观详实报道。同时规律生活，适度运动也有助于缓解紧张情绪，调节心情（庹丁，2020）。

2. 强迫症

强迫症是一种个体表现出强迫思维或行为的心理障碍。强迫症个体能够意识到自身的强迫表现，并表现出有意识的反强迫。通常，这些表现会不同程度地影响个体的正常生活，使其产生焦虑和痛苦。公共卫生事件突发期间，个体的典型的强迫行为有过度防护和消毒等。但是，公共卫生事件突发期间，公民对卫生的关注度显著增强是正常现象。只有个体主观不想消毒，但又无法控制，进而引起焦虑和痛苦时，才被认为是强迫行为（一静，2020；吴日岚，蒋婷，2015）。

3. 疑病症

疑病症是一种心理障碍。疑病症个体通常怀疑自己有严重的器质性病变，即使医学检验证实没有躯体疾病，他们仍然继续担忧、焦虑甚至抑郁（一静，2020）。

公共卫生事件突发期间，一些个体会极度担心自己被感染。尤其同一地理区域内出现确诊病例或行程与确诊病例重合时，他们会更加重疑病和焦虑。甚至觉得自身出现了与确诊标准相吻合的症状，或到过中高风险的区域时，虽然知道自己在做好防护的情况下感染的概率很低，也会担心自己是否被感染。但是这种担心与疑病症的不同之处在于，权威专家及医生的解释不能打消疑病症患者的顾虑，仍然坚持反复就医（一静，2020）。

（二）心因性精神障碍

1. 急性应激障碍

急性应激障碍是指个体在暴露于某创伤事件并遭受急剧、严重的精神打击后，在 2 天到 4 周内表现出的一系列较强的生理和心理应激症状（Bryant et al.，1998）（见表 2-2）。急性应激障碍受到个体的心理素质、应对方式、即时躯体健康状态等因素影响。遭遇突发应激事件的人群中，如果具有某些个性特征（如焦虑）就更容易对外界刺激产生反应，并且反应强度也要大于其他人，可能因心理恐慌而产生急性应激障碍。

急性应激障碍是个体心理应激反应其中的一个阶段，个体陷入心理应激反应是一个逐渐发展的过程。应激事件会影响个体的身心状态，每个人对应激事件的接受度和忍耐度不同。如果应激事件的强度超越了个体的承受极限，个体就会产生一系列的生理、心理问题（刘文，王薇薇，2020），见表2-2。

表2-2　应激反应的不同阶段

阶段	时间	表现	心理援助的重点
急性应激阶段	一般在灾难发生后1~2天内	1.心理症状：普遍会出现震惊、麻木、焦虑、担忧、恐惧、罪恶感和悲伤等负性情绪 2.求助动机，受灾人群可能陷入无法控制、惊慌失措的心理失衡状态，一般不会向他人求助	心理援助重点在于稳定情绪，消除焦虑和恐惧，提供以心理支持和陪伴为主的心理服务，此时加强对受灾人群进行身心症状的评估至关重要
慢性应激阶段	一般在灾后第2天至3个月内	1.心理症状：根据受灾人群的创伤暴露程度，其心理症状可能会呈现出不同的特点。①灾难幸存者往往会出现闪回、过度敏感等症状。情绪上以不安、恐惧、悲伤、无助、愤怒、罪恶感为主要特征；②有家人或好友遇难的人群会出现悲痛、内疚或自责等情绪；③受灾害波及的人群会出现不安、恐惧、无助等情绪 2.求助动机：往往有较强的求助动机	心理援助的关键期，应以情绪疏导和心理教育为主，处理各种情绪，寻找资源解决问题
心理康复阶段	一般在灾后3个月至几年的时间内	心理症状：①对大多数人来说，灾难造成的直接影响已经不大明显，相应的应激症状也随着时间有所减缓，生活慢慢进入正轨；②部分人可能会出现创伤后应激障碍综合症状、抑郁或焦虑障碍等	心理援助的重点在于加强对精神障碍的识别、评估和治疗，对心理困扰进行持续关注，预防症状恶化

2. 创伤后应激障碍

创伤后应激障碍（PTSD）又称延迟性心因性反应，是由应激性事件或处境而引起的延迟性反应（唐利荣，陈昊旻，2020）。当突发公共卫生事件发生时，尤其是传染病类疾病的持续蔓延，疾病的强传染性、高病死率，在社会上引发了广泛的心理压力和恐慌焦虑，其中承受压力最大的无疑是感染者和一线的医务人员。患者必须告别家人接受隔离治疗；住院时又比其他疾病患者体会到更多不确定感和危机感；出院初期还会感受到周围人的回避甚至歧视，许多人也会因传染了别人而自责；更有不幸的患者有家属患病去世，难以承受这种突如其来的丧失感；有些前线医务人员目睹战友在公共卫生事件防控工作中累倒下，产生巨大的心理创伤；少数亲历者因自身承受和应付能力不足，在此过程中可能会出现创伤后应激障碍。创伤后应激障碍是受到异乎寻常的威胁性、灾难性心理创伤，导致延迟出现和长期持续的精神障碍，常在遭遇应激性事件后 6 个月内出现，有些患者可持续多年，预后想较急性应激障碍差。疾病的病情和病程受到个体人格、经历、社会支持系统和身体素质水平等因素影响。

PTSD 表现主要有三类核心症状，分别为重新体验、回避、警觉性增高。重新体验是在重大创伤性事件发生后，各种形式的、反复发生的闯入性创伤性体验重现（病理性重现）；回避症状是在遭遇创伤性事件后，许多患者存在"情感麻痹"的现象，个体对与创伤有关的事物采取持续回避的态度；警觉性增高的个体会出现睡眠障碍（难以入睡、易惊醒）、易激惹或易发怒、容易受惊吓，难以集中注意力等警觉性增高的症状（唐利荣，陈昊旻，2020）。

3. 适应障碍

适应障碍是由于明显的生活环境改变或生活节律变化引起的短暂情绪失调和行为改变，但适应障碍个体并不表现出精神病性症状。适应障碍发生前便存在应激源，除了公共卫生事件本身，还有由此引发的亲人的感染甚至离世、长期在家、人无法外出、害怕被感染等都可能成为适应障碍的应激源。公共卫生事件突发期间，为避免因人员流动造成的交叉感染，早日恢复生产生活秩序，大家变成了"宅男""宅女"，一些医学观察对象转移到到隔离点或居家隔离，前线医务人员和确诊患者在特殊的场所（负压病房或方舱医院等）进行较长时间的工作或得到救治，均面临着难以想象的内心挑战。

突发公共卫生事件下适应障碍的常见症状表现在以下方面：过度关注突发公共卫生事件的负面信息，总是会担心被传染，经常紧张，坐立不安，沮丧，甚至感觉现实生活没有希望和意义；出现身体疲乏、肌肉酸痛、心跳加快，因担心被感染，会反复洗手、消毒、失眠；因突发公共卫生事件而心情不好，日常生活、工作及人际交往受到影响，难以应付日常工作和学习。

第二节　突发公共卫生事件下常见的社会心理与行为问题

一、社会心理问题

（一）疾病污名化

污名（stigma）一词的含义不断进化，可能会涉及疾病、性别或种族等特征。在希腊，污名最初表示由身体记号带来的异样的道德地位。戈尔曼认为，污名是使个体异于常人的社会不期望的特征。污名是个体自身的特征，也是社会建构的结果。有研究者认为，污名是指给对方持续强加一种特质，而这种通常是负面的（唐晓宇，2021；刘宏宇等，2020）。

疾病污名化与文化差异、科学素养、心理恐惧等因素有关。一些疾病的致死率高、传染性强、不易治疗等特点，群众对于疾病相关知识的不了解，道德优越感等方面原因都是导致疾病污名化的主要原因。

疾病污名化对民众的社会行为产生了很大的影响，公共卫生事件突发期间，民众可能会对一些特定的群体产生社会排斥，这不仅损害了社会信任，也影响了被污名化个体的身心健康和社会安全。污名的负面影响主要体现在以下四个方面：一是给相关个体带来直接的心理痛苦；二是使相关群体成员遭受歧视与排斥；三是降低被污名个体的幸福感；四是有损被污名个体的社会关系。

疾病的污名化对人造成的心理伤害并不亚于疾病对人造成的身体伤害。非常时期，无论是突发公共卫生事件地区还是其他地区的群众，面对疾病污名化的心理调节原则就是对污名化说"不"。多用"我们"，少用"他们"，用我们的温暖和支持来帮助彼此。

（二）社交隔离

传染病类公共卫生事件发生时，社交隔离是阻断疾病传播的有效手段。社交隔离有两种形式，一种是停课停工，大家居家学习和办公，减少人员密集，切断传播链；另一种是外出时保持安全距离，人在说话、打喷嚏时飞沫直径为100～200微米，保持1米的安全距离，并佩戴口罩也可以防止传染（雷妍，2020）。社交隔离期间，个体的社会交往被弱化，人们可能会增加信息化交往，例如运用社交软件。但尤尔根·哈贝马斯（Jurgen Habermas）的交往行为理论表明，虚拟世界的社交与物理环境的社交存在差异，在社交软件交往情境中，可能出现以下现象：交流对象被虚化、情感被淡化、真实交往环境中的规范被破坏等（徐祥运等，2020）。如果个体以家庭为单位进行社交隔离，公共卫生事件的延续无疑会增强家庭成员间交流的时间和深度。平常生活中不易被觉察的方面会逐渐暴露，例如价值观等。由于活动范围有限，工作学习环境的转变，成员间的生活习惯、作息差异逐渐显现，成员差异较大的家庭可能会处于被动的应激状态。个体的身心健康会受到影响，知、情、意方面都会出现不同的程度的变化（罗瑞奎，2020）。

（三）丧失

公共卫生事件突发期间，群众有可能面临丧失家人的痛苦。丧亲会导致个体陷入哀伤，产生深刻而持久的痛苦感和极端的自我匮乏感。其中更甚者可能无法开展正常的生活（陈维樑，钟莠筠，2006；陈静，2015；徐晓军等，2020）。

与一般情况不同，在突发公共卫生事件中丧生的人不但死亡进程迅速，而且死亡前本应经历的多个支持性环节缺位。丧亲者无法举行常规的告别仪式。再加上丧亲者可能正面临被感染的风险，其处境就更加不利。在一系列应激性事件连发的时期，个体不仅没有时间完成哀伤适应，还要持续在应激情境中应对即将发生的可能事件。

所以，突发公共卫生事件中的丧亲者一方面面对幸存家人的死亡恐慌和多重生活危机的忧虑，另一方面则面对着生活秩序的崩塌，他们会认为自己的生活没有受到公正对待，失去对生活的掌控，不知如何安置未来的生活（徐晓军等，2020）。

二、行为问题

（一）造谣传谣

突发卫生公共事件发生后，由于情况紧急，社会群众对卫生事件的认识有限，可能会被虚假、不良信息蒙蔽，做出错误的判断或行为。谣言不仅影响群众的身心状态，以讹传讹可能产生更恶劣的社会影响。因此，谣言止于智者，学会准确辨别谣言，能够有效避免社会事件的恶化。公共卫生事件突发期间，拒绝造谣传谣，对社会应急管理有重要意义（伍麟，2020）。

（二）囤积行为

囤积行为（hoarding behavior）是指由心理原因引发的大量存储物品或不丢弃物品的行为，这种囤积行为往往是非理性的，对于囤积者来说，囤积并非懒惰，而是一种价值观念、情感依恋或者责任感，他们相信这些物品在未来会发挥价值。此时的囤积行为反映了公共卫生事件突发期由于短暂的资源稀缺导致社会群众的恐慌心态，群众用囤积食物来缓解紧张和焦虑（吴日岚，蒋婷，2015）。

第三节　突发公共卫生事件下，不同群体的心理调适

一、青少年的心理调适

青少年期是构建自我认同、培养健全人格、发展社会技能的重要时期，这一时期的青少年也具有个性发展不平衡或者极端的特点。突发公共卫生事件对成人心理行为的影响都可能会发生在青少年身上，而由于青少年个性发展的特殊性，他们产生的心理行为问题也会有特殊性。本节为大家梳理青少年在突发公共卫生事件时常见的心理变化及调适方法。

（一）青少年常见的心理变化

1. 应激性事件对认知与情绪的影响

（1）认知过度与学业压力

由于青少年的认知水平不足，对疾病性质及发展的未知性和不确定性使儿童、青少年更容易出现认知过度的现象，导致他们很难从传染病肆虐

的担忧中走出来。即便是懵懂无知的年幼儿童，也可以通过周围成人的行为、情绪变化而感知到危险的存在。可能会因为过多地阅读关于突发公共卫生事件的新闻和信息，对其中包含的一些真假难辨的消息不能够进行科学、正确的判断，甚至有时会产生灾难化的想法。

尽管突发公共卫生事件会给青少年带来一些压力，但学业依然是学生最主要的压力和焦虑来源。突发公共卫生事件发生后，学生不能像以往一样在学校集中上课，这在很大程度上影响了中小学生的生活、学习和社交。青少年担心居家学习能否跟上进度，毕业班学生担心能否顺利升学。从压力源的表现方式上来看，男生和女生的表现各有不同。相对来说，女生表现为学习方面受到更多影响，男生则表现为身体受到更多影响。可能由于这个时间段内，足球、篮球等大球类运动项目在室内不能正常进行，让男生更直观地体验到了突发公共卫生事件对自己的影响。

（2）应激性情绪反应

焦虑、烦躁。面对突发公共卫生事件时，学生们的焦虑来源更为广泛，每天不断更新的消息，他们对各种信息容易过于敏感、紧张。可能因为突发公共卫生事件的发生出现反复洗手、反复消毒的情况且过于关心自己的身体症状。

居家隔离期间生活空间的缩小，使人容易产生无聊、烦闷的情绪。部分学生觉得自己和父母之间容易产生冲突与矛盾，以及缺少同学的陪伴，与同学的关系感到疏远，交往的欲望、能力都会下降，亲子关系和同伴关系受到挑战与考验，长时间待在家里，会渐渐地无所事事，不爱学习、不爱读书、不能静心，很多学生更是沉迷于电视和手机游戏。原本规律的学习生活被打乱、网络及电子游戏的过度使用，会使学生出现持续的烦躁情绪，对以往感兴趣的事情提不起兴趣来。

恐惧。突发公共卫生事件时，成年人都会感到焦虑和恐惧，更何况是似懂非懂的青少年。怕自己或者家人被感染；担心公共卫生事件难以控制；

担忧在医院工作的爸爸妈妈感染、生病；害怕家人被隔离，担心再也看不见家人了；恐惧无法得到救治等。

愤怒。居家时间长了，青少年容易情绪波动，有时会不自觉地烦躁、易怒。青少年的攻击性情绪和行为大多源于内心的恐惧和焦虑。

2. 常见的行为反应

（1）身心反应过度

在突发公共卫生事件发生时，许多人都会表现出一定程度的心理紧张，这属于正常现象。但是如果这种紧张持续时间过长且严重影响生活质量的话，就会引发一系列的压力反应。作息不规律影响着学生群体的生物钟，表现出入睡困难，夜间容易惊醒，或者早晨过早醒来（或者晚上睡得很晚，虽然起床时间已经不早，但整体睡眠时间不足），进而使学生白天困倦乏力、学习效率差。除了睡眠问题，学生可能会出现饮食问题、消化问题以及疼痛问题等。

（2）自我控制能力

公共卫生事件突发时，很多学校会转为线上教学，由于缺少直接的监督和反馈，很多学生的自我管理和自我约束能力弱，使他们的注意力、学习自觉性、主动性、独立性和持续性都有所下降，同时，因为不能与同学面对面地学习和交流，很多学生共同解决学习问题的协作性和学习过程交流的积极性都有一定程度的减弱，这些问题使学生知识掌握程度明显下降。

（3）人际关系问题

由于家人的过度紧张、焦虑（尤其是有家人被隔离或者有家人死亡的家庭），低龄的孩子会感到恐惧，进而出现易怒、缠人、哭诉、做噩梦等反应，害怕一个人玩、害怕家人离开，父母会感到孩子变得任性、爱吵闹、脾气大、不听话，父母常常会失去耐心，变得反感易怒；因被迫宅家，青春期的孩子可能会生活懒散、无目标，父母总是看到孩子的缺点，批评指责过多，父母对孩子的生活学习干预过多，孩子对立、顶撞，亲子沟通不够深入，以吵架或冷战的形式表达。不能聚集使小伙伴无法一起玩耍，对于青少年而言是很大的挑战，会让他们感到非常孤独。

（二）青少年常见的心理调适的方法

1. 认知灵活性训练

（1）正确面对现实

在谈论突发公共卫生事件相关信息时，要建立积极心态。关注并了解权威的健康卫生知识，不轻信未经核实的信息；青少年要肯定自己可以面对一些负面情绪的勇气，运用正向、积极的思维提升自己；调整作息，规范饮食；合理规划作息时间、营养膳食及运动，合理玩手机等电子娱乐产品，杜绝沉溺电子游戏。

（2）自我认知的接纳

在突发公共卫生事件发生时，自身出现的变化是正常的，这是身体应对压力的信号，要接纳这些信号和变化，不要排斥和拒绝。尝试接纳是克服恐慌的开始，学习典型人物、事迹，增强心理能量。

2. 良好的情绪和行为习惯管理

（1）合理的情绪宣泄方法

坦然面对情绪变化，理解和接纳负面情绪。当出现负面情绪时，不必过于敏感、紧张，只有正视自己的感受并积极接纳负面情绪，才能有效地调节。适当开展室内运动，增强体质和免疫力；听听音乐，写写日记，或者在一张纸上写下自己的烦恼和焦虑，然后把这张纸撕掉。释放多余的负能量让自己心里轻松起来。可以尝试呼吸放松。在一个安静、舒适的环境里，有意识地按照从上到下的顺序放松身体的各个部位；做深呼吸的同时增加自我暗示，吸气时要让自己体会到身体充满了能量，呼气时想象并暗示自己很多烦恼、杂质随着呼吸被排出体外。暂时的身体放松也有利于心理减负。

（2）自我情绪管理

或许危机事件已让你受伤或痛苦，还会对他人的反应更敏感，进一步加重自己的负面情绪。因此，要感知自己的情绪，不被外界影响。如果我们暗示未来是一场"灾难"，这种灾难化认知就会影响我们的情绪，让我们感到慌乱、焦虑、愤怒等。因此我们要给自己一定的积极暗示："这种情况可能不好玩，但我可以应付它""这将是个很好的学习经验""我不能让焦虑和紧张感占上风""我有能力应对生活的挑战""我会让自己开心起来的""一切都会好起来"。

（3）行为习惯管理

在居家期间，应该做好相应的学习和生活计划，分配好每天的娱乐时间、休息时间以及学习时间，按照计划安排每天的学习和生活，让自己能够在居家期间有不同方面的成长和发展。让生活作息保持规律是应对这一突发变化的必要条件，列一个日常生活计划并认真执行，避免自乱阵脚；在学习以外，适当安排自己平素喜欢的、能带来充实感、愉悦感和放松感的活动；面对自身的情绪波动，不批判，不责备，如果出现波动应有效地打断。

（4）和谐人际关系建立的方法

突发公共卫生事件期间，虽然不能够走亲访友，也不能和朋友一起游玩，但我们可以通过网络保持联系。另外，还可以帮助父母做一些力所能及的家务，享受相处融洽的生活。如果发现自己产生的不良情绪渐渐地影响了正常的睡眠、生活以及学习，通过自己的力量无法进行调节，应该与父母或老师及时交流，说一说自己的感受和困扰，通过这些心理援助，让自己走出不良情绪所造成的阴影。

二、老年群体的心理调适

随着年龄的增长，老年人的身体机能逐渐衰退，同时心理机能也会逐渐减弱，心理承受能力下降。本节为大家介绍老年群体在突发公共卫生事件时常见的心理变化及调适方法。

（一）老年人常见的心理变化

1.认知与情绪的变化

（1）多疑和敏感

由于老年人的认知能力下降，常常难以较为客观全面地认识外界事物和自己的关系，自我价值感的丧失与较高的自尊心交织，常使老年人过分关注自身躯体状况、家庭成员和他人对自己的看法，对自身状况、晚辈的谈话、行事常起疑心。公共卫生事件发生后，往往加重老年人的这类心理问题，由于对于突发的疾病了解不足导致片面理解、对号入座、无端揣测等，敏感多疑的特点更趋严重，进而导致抑郁、焦虑等不良情绪加重，猜疑甚至敌对心理明显。

（2）孤独和依赖

随着年纪的增长，身边环境和人际关系的改变，很多老年人很难自觉适应这些变化，由于缺少思想和感情交流的机会，使他们感到孤独和不被理解。孤独容易产生忧郁感，长期处于忧郁情绪中会使这些老年人焦虑不安、心神不定。同时由于对环境变化的适应不良，会使老年人做事的信心不足，往往表现出被动顺从、感情脆弱、犹豫不决、畏缩不前，他们慢慢习惯事事依赖别人，行动决定也要依靠别人，这种长期的依赖心理就会导致情绪不稳，进而感觉退化。老年人本身就存在孤独感，突发公共卫生事件可能使子女晚辈被隔离，老年人的孤独无助情况会更加明显，孤独感加重，依赖心理增强，自信心下降，进而导致抑郁焦虑、情感脆弱、生活上的被动与慵懒等。

2. 日常行为的变化

（1）易轻信谣言

老年人建立社交的方式和现代年轻人有所不同，他们更容易相信自己熟悉的人传播的信息，信息的来源也多来自邻里、社区以及和自己关系较为亲近的人。比起官方发布的权威消息，他们可能更倾向于在人情的基础上相信与自己有关系的人的消息，也容易相信微信群或者邻里间的谣言和错误消息。

（2）回避和否认

由于缺少对病情的正确认识，一些独居老人在出现疑似症状时，可能会有讳疾忌医的表现，认为自己不可能得病，否认或隐瞒自己的症状，而这可能对自身及他人的健康和生命安全造成潜在威胁。

（二）老年人常见的心理调适方法

1. 克服不良情绪的方法

压抑不良情绪会损害健康，因此，我们提倡采用正确的途径和方式宣泄情绪，避免负面发泄。可以结合自身的实际情况和兴趣爱好，选择感兴趣的1～2项活动作为精神寄托，充实自己的生活，诸如绘画、园艺、读书、音乐、书法、写日记等。但也要注意在情况严重时，应寻求专业人士的帮助。

2. 积极自我调节

若出现紧张、害怕、怀疑、悲伤等不良情绪时，要及时利用自己既往出现类似不良情绪时采用的有效措施，进行有意识的自我心理调节。如有的老年人通过转移注意力、腹式呼吸放松等方式进行自我调节，有的老年人与家人或朋友面对面或者通过电话、微信等联络方式倾诉，获取外部的帮助。

3. 家庭的互动交流

保持与家庭成员良好的感情联络和交流，营造和睦友善的家庭氛围，从中得到更好的情感支持，消除不良情绪状况，就会极大地改变自己的认知和情绪状态。

4.保持日常生活规律

尽量不要把过多的精力放在突发公共卫生事件上，每天也可在人少的时候通风散气，和同辈保持联络，可以看书、做简单的运动、写毛笔字、在家练声等。生活起居要保持规律，饮食要健康合理，适当进行室内健身，避免长时间沉迷电子产品，不熬夜，尽量避免使用对身心健康有害的物质，如烟、酒等。

三、医护人员的心理变化与防护

公共卫生事件突发时，医护人员日夜坚守，奋战在第一线。繁重的救治工作让医护人员承受巨大的心理压力，使医护人员面临生理和心理的双重考验。本节为大家梳理医护人员在突发公共卫生事件时常见的心理变化及防护方法。

（一）医护人员常见的心理变化

1.认知方面

（1）认知评价降低

随着突发公共卫生事件的持续发展，由于面对逐渐增加的患者数量以及死亡案例，部分医务人员容易出现挫败感、无助感，并可能陷入深深的自责中，认为自己无能，导致自信心降低。

（2）认知能力下降

当医护及相关工作人员持续处于过度紧张和疲劳状态时，可能出现注意力不集中、记忆力减退、反应迟钝、判断和理解能力下降、自我评价低、缺乏自信、犹豫不决、决策困难、思维沉浸于突发公共卫生事件而不能自拔等现象。

2. 情绪方面

面对突如其来的公共卫生事件，担心、害怕是必然的反应。但医护工作的特殊性使他们要持续保持高强度的救治工作，同时会近距离接触患者。繁重的工作会让他们失去常态和生活的平衡，使一线医护工作人员心理压力非常大，更容易出现恐惧、紧张焦虑、烦躁、委屈、压抑等不良情绪；还会出现悲伤沮丧、心情沉重、情绪低落等情绪；有时会表现为过分敏感，因一点小事就急躁、发脾气，甚至出现冲动行为等；可能出现过分的担心、害怕，缺乏安全感，担心自己被感染，担心家人被感染，担心家人是否安全，害怕家人为自己担惊受怕等。有时可能会过度亢奋，影响休息和睡眠。因为对突发公共卫生事件的消极认识，还会出现悲观失望、甚至绝望等情绪。

（1）过劳枯竭

由于公共卫生事件的突发，医护人员数量不够充足，不能及时轮班，不能正常休息，甚至为了节约使用隔离衣而不敢吃饭、不敢喝水、不敢上厕所。由于休息严重不足、饮食条件较差，容易产生过劳枯竭，感到精疲力竭、情绪低落或情感淡漠、宣泄不满情绪、产生无力和无助感等。

（2）委屈无助

由于突发公共卫生事件通常发展迅猛，当门诊医护人员遇到症状比较严重而无法住院的患者，或者患者对医院检查、确诊不及时而发泄不满时，医护人员容易产生委屈和无助的情绪。

（3）挫败自责

由于一些患者身体基础条件差或年老体衰，致使治疗无效，患者病情迅速发展，导致死亡；或者由于隔离操作不当而感染，甚至传染给同事时，医护人员会产生严重的自责心理。

（4）激动亢奋

医护人员当首次进入发热门诊或隔离病房时，由于看到大量患者需要救治，容易产生应激反应，激动亢奋，难以平静，不能正常休息。

（5）压抑愤怒

公共卫生事件暴发期，情况瞬息万变。医护人员的情绪压抑不能释放，可能在某些情况下突然暴发，以宣泄情绪。

3. 行为方面

（1）工作效率降低

由于公共卫生事件的不断变化和持续发展，医护人员的工作强度和工作量也会不断增加，长期高强度工作会使他们身心疲惫，进而出现工作质量和工作效率的下降，同时，表现出不愿说话、与人交往的主动性降低、食欲降低或暴饮暴食、容易抱怨等。

（2）过度防护

因过度紧张，小部分医护工作人员可能表现出警觉性过高，并伴有惊跳反应。还有一些医护人员可能出现过度防护的反应，如反复洗手和消毒等。

（二）医护人员常见的心理防护方法

1. 认知方面

（1）识别过度疲劳的信号

当身体开始酸痛、头疼、胃疼、头晕脑胀、心慌烦躁、恶心，情绪上容易发脾气时，就要注意这是疲劳的信号。继续工作可能会加重自己的身体和情绪负担，并且于工作无益，这时需要先停止工作，休息一下。

（2）建立边界感

医护人员要尽量保证自己有一点私人生活空间，比如吃饭时尽量不要再看手机或关注工作。

（3）认知调整

高强度、高负荷的工作压力和不断出现的危重病例，容易使医务人员产生悲观情绪、无助感、自责感，使其自信心降低。不仅给医护人员个人带来沉重的心理压力，也会降低医疗救治的工作质量与效率。所以在特殊时期里，尽快调整心态、保持良好的工作状态是医务人员心理调节的重要内容。

医学不是万能的，接受不完美和失败是医务人员应该保持的客观认知。突发公共卫生事件的控制和患者的医疗救治很多时候不是由医生个人能力决定的，还会受到很多其他因素的影响。医护人员应该学会接纳自己的工作能力有界限这一事实，做自己力所能及的事情，避免过度苛责自己，只要尽最大努力去救治患者，无论成功与失败，都应该坦然面对，保持心态平和。

寻找专业的意义，放大工作成果。回顾这段工作中所有的成果，放大自己那些尽职的优秀表现，奖励你自己。你可以选择孩子用的小印章或小红花，也可以简单地在纸上画一道杠、在手机日志中随手记下一句；可以在每一次与家人远程沟通的时候，请孩子或家属帮你记录。

2. 情绪与行为的调整方法

（1）学会调控情绪

情绪和器官一样，都是我们身心的一部分，舒服或者不适都是正常的。难过、痛苦、哭泣、崩溃都是我们自然的状态，也是生而为人的权利。尝试与坏情绪共处，体验它们的存在，让自己平静下来。向你认为能够支持你的人表达你的想法和感受。如果不想和别人说，也可以采用日记、纸条等方式把感受写下来。不想说也不想写的时候，还可以尝试把近期对自己影响较大的感受用图画的方式呈现出来，就地取材，不需要绘画基础，随手涂鸦就好。绘画方法、记录方式等可以随心所欲。如果喜欢，也可以自拟主题，进行主题式绘画。通过这些方式，医护人员可以给自己的情绪一个出口，避免过度压抑。

奋战在一线的医护人员每天都会看到他人痛苦无助的模样，以及听到悲伤的故事。他们还要提供医务护理工作，给予患者支持与关爱。他们可能还会思念爱人、父母、朋友和孩子。这时他们很容易出现自责、内疚的情绪，这样的情绪很正常，但要及时为这样的情绪按下暂停键，告诉自己："噢，是的，我在自责／我在难过／我很心酸／我很疲惫，我给这种心情按一个暂停吧，回到正在做的事情，或者重新审视更好的行动方法（继续还是休息）。"这样才能更好地减少过度卷入情绪，提高专注力。

（2）适当宣泄不良情绪

允许自己出现负面情绪，并及时察觉与调整。找到让自己减压放松的方法。允许示弱，当感觉到无法承受压力时，要及时向他人倾诉。

（3）身心放松

正念训练。在上下班路上或者上下楼梯时，做一次"正念行走"，你可以充分调动你的眼睛，看看路上有什么样的树木和花草，看看天空中的云朵；调动你的鼻子，闻闻是什么气味进入了你的鼻子，消毒水的味道？街上冷空气的味道？调动你的耳朵，听听风声、机器声、自己的呼吸声；调动你的双脚，感受双脚走在地上的感觉，感受鞋和地面的摩擦。注意，只需简单地描述你的感受，如果不小心想到别的事情，轻轻地回到你的行走上来。

放松／冥想练习。以舒适的姿势平躺或坐好，一只手放在腹部，另一只手放在胸部，尽量放松双手，感受呼吸时胸部和腹部的运动，用鼻子吸气，用嘴呼气，先缓慢地呼气，感觉肺部有足够的空间；然后进行深呼吸，想象自己正在深嗅花香，用鼻子缓慢地吸气，直到无法再吸入为止，吸气时放在腹部的手感觉腹部的逐渐隆起，停留1～2秒，再用嘴缓慢地把气呼出，呼气时感觉腹部的逐渐放松，在呼气的同时暗示自己所有的烦恼压力随着污浊的废气都被呼出了，身体在慢慢地变轻松。尽可能保证呼吸的平缓和稳定。重复以上动作3～5次就可以达到放松的效果。可以在每天早晨醒来后起床前、晚上入睡前进行练习，每次练习时长10分钟左右，可以配合舒缓的音乐进行，也可以配合冥想进行。

（4）全面关注事件的进展

当陷入悲观、负性的情绪和想法时，我们会更多地注意那些负面的消息，过度浏览负面信息又让我们身心俱疲，陷入负性循环。想要打破这种循环，这时可以提醒自己看看好消息，无论是关于公共事件的好消息，还是来自家庭的好消息。好消息和坏消息同时关注，能帮助医护人员更全面地评估事态发展。

四、确诊患者的心理调适

公共卫生事件突发时，确诊患者是最大的受害者，他们承受着生理和心理的双重冲击，因此更容易出现心理行为问题。本节将介绍确诊患者在突发公共卫生事件时常见的心理变化及调适方法。

（一）确诊患者常见的心理变化

1. 认知变化

（1）患病的负罪感和羞耻感

确诊之后，一部分患者会将自己视作传染病携带者和污染源，认为自己是"有毒的"和"不好的"。他们因害怕把疾病传染给医护人员或家人朋友而有很深的负罪感，认为自己伤害了别人，并为此感到羞耻，特别是得知自己因不知情而传染了路人、家人后，会因此更加自责。

（2）患病的被忽略感

公共卫生事件发生初期，由于一线医护人员和相关物资的缺乏，被收治的患者受到的关注和分配的医疗资源相较平时有所减少。部分患者会因此担心自己是否会没有得到最全面的医护支持而耽误治疗。患病个体在心理上较往常更需要支持，但因病情的特殊性，导致被隔离患者无法得到更多的亲友陪伴，因此，他们可能会认为自己被忽视，从而产生孤单和灰心的感受。

（3）认知改变

突发疾病对患者来说属于急性应激事件。应激可能会引起积极的心理反应，也会引起消极的心理反应。积极的心理反应表现为大脑皮层的适度唤醒以及情绪的适度唤起、注意力的集中、积极的思维和动机的调整等，这有利于对信息的正确认知和评价、选择有效的应对策略，调动应对能力。消极的心理反应表现为过度唤醒以及过分的情绪唤起（激动）或者情绪低落（抑郁）、认知能力降低、自我概念不清等，这不利于个体正确评价遭遇的情境以及应对策略的选择，甚至限制应对能力的发挥。下面是确诊患者几种常见的负面心理应激反应。

偏执。具体表现为平时理智的人在确诊之后变得固执、钻牛角尖，看问题的角度狭窄、偏激，只注重自身感受、想法和观念，不能关注外部世界，过分自我关注，蛮不讲理。

灾难化。表现为确诊患者过度夸大患病这件事带来的潜在不良后果。

强迫思维。表现为确诊患者反复回想与患病相关的事情，越想摆脱，越难以控制，导致自己无法正常休息，进而影响疾病的治疗效果。此外，有些确诊患者还可能出现绝对化思维（非黑即白）、选择性关注与突发公共卫生事件和患病有关的消极信息、对外界敏感多疑、选择性遗忘等。

2. 情绪方面

（1）死亡焦虑

被确诊的群体最大的担忧是自己能否痊愈。由于很多突发公共卫生事件可能暂时没有解决的办法，是否能痊愈和患者自身的免疫力有较大关系，所以，个体在面对疾病时产生的无望感和对死亡的恐惧是更加强烈的。与此同时，媒体每日更新的死亡人数、医治进展尚无确切的科学研究数据支持，这些会让确诊的患者群体更加担心和恐惧，高估疾病的致死率，选择性地忽视疾病的自愈率、治愈率。

（2）情绪波动

面对突如其来的公共卫生事件和自己的确诊，该群体可能会出现各种复杂的情绪。上一刻或许会否认、不愿意接受自己患病的事实，或许会因为不知能否被治愈而担心，下一刻又感叹命运不公而怨天尤人、愤怒不已，随后可能又会因对病情发展的未知而感到恐惧甚至是绝望。人在面临突如其来的病痛或者灾难时，或多或少都会陷入这样的情绪波动之中，这些情绪波动最后都会慢慢被接受，这是情绪发展的正常过程。

3. 行为方面

伴随心理的应激反应，确诊患者的行为也会发生变化，这是机体缓冲应激时带来的影响，摆脱身心紧张状态而采取的应对行为，是适应环境的需要。

（1）逃避与回避

确诊患者可能出现逃避检查与治疗的行为，甚至想离开医院，努力摆脱隔离环境等情况。

（2）行为退化

表现为确诊患者希望获得别人的同情、支持和照顾，依赖别人照顾、放弃自己努力，想要通过这种方式减轻心理压力和痛苦。

（3）敌对与攻击行为

确诊患者可能会出现很强烈的敌对或攻击行为，比如愤怒、敌意、谩骂、憎恨或羞辱他人，也可能针对医护人员表现出拒绝服药、拒绝治疗，甚至还有拔输液管、引流管、氧气面罩等情况出现。

（4）无助与自怜

患者表现为听天由命、被动的行为状态，独自哀叹，缺乏安全感和自尊心。

（二）确诊患者常见的心理调适方法

1. 认知方面

（1）非合理性自责的改变

在被确诊后，部分患者会陷入自责情绪中，认为自己会给医护人员和家人添麻烦，担心自己成为别人的负担，担心自己成为"污染源"。有自责的情绪很正常，但要明白的是：你也是受害者，你不是主动选择被传染的，你也是不知情的，不要怪罪自己，你也是无辜的。

（2）增加信任感

积极的态度和坚定的信心是增强免疫力最好的制剂，因此，患者在接受治疗期间应尽量调整心态，相信医护人员和自己。一方面要相信医护人员已经尽全力在救治，另一方面也要相信社会层面也在积极防控、调配资源。要相信很多人在更加危急的时刻也得到了帮助和救治，并且痊愈；要相信在大家的帮助和家人的期盼下，自己能够战胜疾病，康复出院，回归正常生活。

允许自己有负面情绪。在被确诊之后，你可能会产生害怕、担心、愤怒、伤心、自责、灰心等情绪，这些情绪都是很正常的。这是人类在面临突发疾病时都会有的感受。要允许自己有这些感受，花力气和这些感受对抗会加大内耗。因此，我们要告诉自己："我现在生病了，我可以难过，可以悲伤，可以因未来的不确定性而感到灰心和担忧，可以为自己被传染而感到愤怒。我感受到的情绪都是正常的，它们没办法立刻消失，就让它们在我身上待一会儿。"

（3）接受面对患病的现实

承认突发公共卫生事件的发生，直面自己已经生病了的现状，是最好的应对方式。我们要意识到：生病时，人都会处于紧张、焦虑、害怕和不确定感之中。我们很多时候感到愤怒和不安，是因为还不太接受自己生病这个事实。公共卫生事件的突发确实会让人产生一种不公平感，你可以生气、愤怒，但也要意识到：这件事已经发生了，这已经是事实，想想在这个事实的基础上，你能做一点什么让自己感到不那么糟糕。当你接受这件事后，你对病痛的抗拒和焦虑会变成解决问题的动力，内耗也会相应减少。

2. 情绪与行为的调适

（1）应对死亡焦虑

患病群体普遍有着对死亡的焦虑和恐惧，突如其来的疾病让人没有准备就要面临可能到来的死亡。我们恐惧死亡可能是认为人生有遗憾，认为自己虚度了时间，或者担心家人因自己的离开而过度悲痛，担心自己离开以后家人生活不好，等等。我们可以借此机会梳理一下自己的感受，及时与家人表达。我们可以提醒自己：或许我们无法全然掌控未来，但是当下（今天）是属于我的，我今天可以做些什么来照顾好自己的身心。在这个过程中，不妨为自己找到一些信心的来源，例如治愈病例越来越多了，致死率是相对较低的，我的家人还在等我……灌注希望，因为希望能让一个人更有生命力，也能让人更好地度过危机。

（2）调整情绪波动

人在遭遇重大事件，例如疾病和灾难时，都会经历一个类似的心理过程：否认—愤怒—讨价还价—抑郁—接受。你的情绪处于任何一个节点都是正常的，接纳自己所处的心理阶段，以及认识到情绪的发展过程，会让你感觉更加可控。你可以试着告诉自己这是接受现实的情绪发展过程，事情到最后都会解决的。

（3）增强自控感

患者在医院隔离治疗，产生无法掌控的感觉，可以做一些让自己有控制感的事情。例如，可以记录自己在医院的经历；和家人、朋友保持联络，获取一些积极的信息；写一些心情日记；想象自己正在一辆开往痊愈的列车里，途经病毒丛林，你是安全的，只是需要一些时间去经历这个过程；

试着回想自己幸福快乐的经历，相信这些经历可以让自己拥有能量，在痊愈之后就会有机会再度体验到。

五、丧亲家属的心理调适

大部分人一生中都会遇到因丧失亲友而哀伤的时刻。公共卫生事件发生时，会有人因此离世，逝者的亲友会因丧失亲人而哀痛。本节为大家介绍在突发公共卫生事件时丧亲家属常见的心理变化及调适方法。

（一）丧亲家属常见的心理变化

1. 认知方面

（1）事情发展太快而暂时无法接受的否认

从感染到发病到收治到治疗无效离世，不过几天到十几天，事情发生发展得过快，前几天还能一起谈笑风生的亲人突然不治身亡，对于很多家属来说，这样突然的离世让他们无法接受，开始否认事实，认为亲人还没有离开。

（2）无法陪伴而带来的自责

在重要亲人因疾病突然离世时，突如其来的消息让人感到无所适从，由于生前并没有对该重要亲人的离开做好准备，部分人会对自己没有给予足够的陪伴，或留有其他遗憾而感到万分自责，责怪自己没有尽力、没有做好，这种情绪甚至会夸大到认为自己没用、没有价值。

（3）因无法面对急速的丧失而产生的麻木

由于丧失发生太快，很多人面临巨大的痛苦时会产生麻木，在急性事件发生的过程中不能直接连接到悲伤、痛苦和难过的情绪，仿佛所有的悲痛都被压起来装在一个小房间里，自己对刺激的反应也会变得不敏锐。

（4）对逝去重要亲人的思念

回到家中、在手机里或在微信聊天记录中看到重要亲人留下的物品或信息，会睹物思人，产生怀念，可能也会引发一波新的否认、愤怒和悲伤情绪。逝世者的音容笑貌或与他（她）相关的事情会不自觉地闯入大脑。

（5）对环境和社会产生不信任感

在突发公共卫生事件期间，部分逝者无法在第一时间得到治疗，逝者家属对社会和环境产生不信任感。

2. 情绪的变化

（1）不公平感和愤怒

多数患者的去世会让他们的家人和朋友产生"为什么坏事要落到好人头上""为什么上天要惩罚善良的人"的悲愤想法，并会因此为逝去的家人和自己的遭遇感到不公。

（2）处理哀伤的困难

因为医护资源短时短缺，一部分地区的医护人员在确认患者死亡后，会立刻通知家属处理遗体。因为疾病的传染性质和医院资源的短缺，家属可能在很短的时间内对逝去亲人的遗体进行火化，导致家属还沉浸在震惊之中，就要紧急处理后事。有的家庭中同时有几个人一起染病，或者有的人身负坚守前线的重要使命，即使有重要亲人离世，他们也需要完成手里的任务，没有充分的时间照顾自己的感受、处理哀伤。

（3）孤独感

感到自己失去了归属，觉得自己在世界上不再重要，觉得自己没有能量做事。

（4）丧失后哀伤

一般而言，失去亲友后，我们的感受会经历以下四个阶段：

①哀伤的初期，我们会否认，拒绝接受丧失这个事实，觉得死亡根本就没有发生；

②随后，我们可能会愤怒，对疾病、对环境表示愤恨，有时甚至会对逝者感到愤怒、抱怨，指责他们不应该离去；

③有的人会试图"讨价还价"，祈求用自己的寿命换逝者继续活下去；

④在发现以上都没有效果后，我们就会陷入抑郁，已知事实无法改变，深深地陷入无助、沮丧、悲痛、自我怜悯，觉得世界灰蒙蒙的，失去了希望和梦想。

经历以上四个阶段后，我们最终才能接受事实。

（二）常用的心理防护方法

1.认知方面

（1）丢弃自责

没有时间道别、没有机会再陪伴左右、还有很多矛盾没有处理好，这会让人感到遗憾、自责，但谁都没有预测亲人会什么时候离开的能力。生命总有遗憾，我们无法做到完美。在有限的信息储备下，我们做出的每一个反应都是当下能做到的最自然的，你已经尽力，不要把世事无常的担子都背到自己身上。

（2）接纳心理的表现

我们在前面所提到的表现没有疾病那样可怕，理解了这些现象以及原因，就能感受它们，和它们共处。我们可以拥有一本自己的哀伤监测日记，每天记录自己的哀伤表现，写下自己会出现哪些情绪，给自己的各种情绪水平打分，并写下自己最难过或最轻松时发生的事情、经历的情境、进行的调节。每周回看，我们就会发现，即便有一些负面的情绪出现并在我们身上停留，我们这一周也顺利地度过了；也会发现，我们并不是时时刻刻都处于哀伤当中，我们的生活中还存有阳光。

2.情绪方面

（1）面对哀伤后的情绪反应

首先要知道，哀伤是正常的、大部分人都会出现的，它并不像疾病一样，需要立刻被隔离、解决或者治疗。相反，哀伤是爱的表现形式，你之所以会哀伤，是因为你深爱着逝者，他（她）对于你来说极其重要。

从哀伤中恢复也是一个长期、分阶段的过程，过程中可能有波动——可能白天觉得有了力量，晚上又重新陷入痛苦中，这也是正常的反应，就像海水一样，有潮起也有潮落。我们允许它以这样一种形式存在我们的心中，因为思念中不仅仅包含痛，还会有曾经共同经历的美好与爱的瞬间。

（2）接受事实和接纳情绪

为了避免人群聚集，在突发公共卫生事件期间，我们无法进行传统的葬礼仪式，但我们可以采用其他方式进行哀悼，比如线上形式的仪式，在社群里集体表达哀悼。通过这样的仪式，逐渐认清事实，走出最初的震惊和对现实的否认。

（3）表达感受和充分悲伤

我们没有必要完全隔离自己的悲伤情绪，否则被锁住的情绪黑洞可能会越来越大，甚至吞噬我们产生快乐、幸福等积极情绪的能力。我们允许自己哀伤，也要合理宣泄自己的哀伤。这些痛苦也需要被其他人看见和听见，独自哀伤很难让我们恢复过来，所以，可以和我们信任的人表达对逝者的思念，这有助于我们的恢复，也可以跟其他同样哀伤的亲友一起，通过线上群聊或视频的方式，一起表达哀伤、相互支持。

Part Ⅱ丨第二部分

突发公共卫生事件的应对与思考

Chapter 3
第三章

突发公共卫生事件的社会心理援助系统

心理援助是指在灾难中、灾难发生后，对受灾人群所提供的应对因灾难而引发的各种心理困扰、心理问题、心理创伤，以及逐步恢复正常心理状态的所有心理扶助的途径与方法（贾晓明，2009；张仲明，覃树宝，2021）。心理援助与生命营救、物质救援一样，已成为灾难救援体系以及救援行动中的重要组成部分（刘正奎等，2011）。在突发公共卫生事件的预防、发生、发展及重建中，心理援助占有越来越重要的地位并发挥重要作用。社会心理援助系统与机制的建立以及应急语言和大数据技术的有效应用，将有助于及时了解社会心态、心理需求的变化，促进与沟通交流；有助于部门间的信息共享，提高心理援助的覆盖率、针对性、即时性，保障心理援助的专业性和效能性。

第一节　社会心理援助系统与机制的建立

基于中国模式的系统、全面、专业、动态、联动的社会心理援助系统与机制的建立，可保证灾后心理援助的针对性和即时性。与社会心理服务、心理健康服务以及应急社会心理服务建立有效衔接，可充分调动和统筹各方资源，将物质救助联合心理援助、精神扶持、平和心态的保持合为危机管理共同体，提升应急管理能力，增强社会心理服务援助的实效。

一、系统建立的必要性

（一）现实需求导向

1. 社会治理的现实需要

党的十九大报告指出："中国特色社会主义进入新时代，我国社会主要矛盾已经转化为人民日益增长的美好生活需要和不平衡不充分发展之间的矛盾。"随着经济社会的发展与转型，不断涌现出新的社会矛盾和社会问题，群众的风险意识以及安全需求也日益增加，从而对社会治理与应急管理提出了更高的要求（王俊秀，2019）。心理学为提高社会治理以及应急管理能力注入了新鲜的血液，有助于推进社会治理现代化的进程。心理学在参与社会治理过程中要做到以下三点。

第一，以特定的个体、群体和社会阶层为中心。从社会治理的心理内涵看，社会治理的主体是人，社会治理有赖于多元主体，社会治理的对象是以人为中心的社会事务，社会治理需要综合使用行政、市场、民主决策等多种方式（辛自强，2018）。因此，社会治理要以人为中心，满足不同个体、群体以及社会阶层的利益诉求。

第二，立足我国国情、立足我国群众的现实社会心理问题，尤其是社会心态问题。既要提供专业的心理服务，也要将心理学的技巧和手段贯穿于基层社会日常事务之中，促进和谐的人际关系、提升治理措施以及营造良好社区环境（伍麟，2020）。

第三，应努力尝试将心理学研究与公共健康、司法、环境保护、社会保障等政策结合起来，将心理学研究与公共政策制定有机结合，从而推进公共政策的制定向合理化方向发展（王俊秀，2020）。当然，还需要认识到心理学在助推社会治理、公共政策制定以及国家战略部署方面的有限性，充分认清心理学的"有所能"和"有所不能"（伍麟，2020）。

但心理学的研究和应用一直致力于心理和行为产生的生理和生物学的基础以及内在机制，而忽略了历史、文化和社会现实的制约和影响（杨玉芳，郭永玉，2017）。而且我国的心理学研究一直在西方心理学理论体系的影响下进行，将这些研究成果应用到我国社会现实问题时，我们发现并不能很好地适应和适用于我国的国情，暴露的诸多问题也进一步显现已有研究和应用的不足。

总之，从社会治理的现实需求看，社会心理援助系统的建设应具有让人民从心安到民安和国安的心理安全防线功能，能为社会治理体系中刚性的法律和制度等硬件系统提供有温度、柔性的"软件"支撑，促进社会治理整个体系的有效运作（何琪，2020）。

2. 援助系统建设的全面整合需要

我国的重大突发事件心理援助系统经过近 30 年的发展，逐步形成了适合我国文化背景的自然灾后心理援助和工作模式，如灾后心理援助的时空二维管理模式（刘正奎，2012），基于心理援助站的"一线两网三级服务"的工作体系，灾后心理援助枢纽人群的培训，建立当地的心理援助队伍等（刘正奎等，2011）。心理援助更有系统性、组织性和专业性，并创造了"互联网 + 心理援助"的新形式，采用了线上和线下相结合的心理援助（张仲明，覃树宝，2021）。

但从总体看，目前我国未完全形成事前预警、事发监测、事后跟踪相衔接的系统性机制，未将心理援助有效融入应急管理体系以及社会心理服务体系建设之中。主要以事后救援为主，事前预备不足，事发时无可直接调用的应急预案，导致心理援助的有效实施延迟或存在空缺；事发时急需介入，而动态监测、追踪及公开信息的数据建设工作较薄弱；尽管在汶川地震后，援助机构开始进行少量跟踪和追踪，但欠缺事发前群众心理变化的预警机制的相关准备；心理援助未与应急管理有效融合，无法满足群众对维护心理健康水平的服务需求，也无法有效利用心理重建来促进社区重建。

（二）不同时空援助重点与内容

1. 灾难中特殊心理效应的存在

（1）涟漪效应

在自然界中存在这样一种现象，将一块石头投入平静的湖水中，被击中处（中心点）水波波动最大，而周围水域的波动程度会随着离中心点的距离的增加而降低（谢晓非，林靖，2012），这种现象被称为"涟漪效应"。研究者发现在重大灾难发生时，群众的心理状态同样呈现出涟漪效应，即越靠近危机事件的中心区域，群众对事件的风险认知和负性情绪越高（温芳芳等，2020）。如在汶川地震和玉树地震中，地震灾区群众的风险认知迅速上升，随后逐渐向非受灾地区扩散。

灾难中的"涟漪效应"具有以下特征：数量上呈现出复合型特征，扩散区域呈现出共振性，伤害广度呈现出波及性，持续时间上呈现出滞后性，启动机制呈现出社会性（许燕，2020）。因此，灾难并不是孤立的事件，要抓住灾后管理的最佳时间，以防次生灾害以及社会衍生事件的发生。

（2）台风眼效应

在气象学中，"台风眼"通常是指在台风中心平均直径大约 40 千米的圆面积，因离心力的作用，致使外围空气无法进入，从而风力相对微弱。

中国科学院心理所研究员李纾及其团队成员借用气象学的"台风眼"现象，对"5·12"汶川特大地震发生后不同时间和不同空间的群众的心理反应进行描述，提出了"心理台风眼效应"（Psychological Typhoon Eye Effect，PTEE）。在时间上越接近高风险时间段心理越平静，在空间上越接近高风险的地区，心理也越平静（李纾等，2009；温芳芳等，2020）。

李纾等人（2009）在汶川大地震发生后的一个月里，对灾区群众（四川、甘肃，共542人）和非灾区群众（北京、福建、湖南，共542人）进行调查，发现群众在对医生、心理学工作者的需求的判断上，会随着主观判断的受灾严重程度（从非受灾区、灾区轻度、灾区中度到灾区重度）增加而减少（李纾等，2009；饶俪琳，殷晓莉，2010），这有悖于一般常识以及公共风险事件的涟漪效应。随后，谢佳秋等人（2011）采用问卷调查的方法，对受汶川地震影响程度不同的汉旺、攀枝花及北京三个地区的494名被试进行研究，发现三地群众在对余震的风险认知、风险行为倾向上表现出不同程度的"心理台风眼效应"。他们认为"心理台风眼效应"的发生可能受情境条件的限制，如当事人与旁观者的身份、心理变量的类别、不同心理变量依赖的加工方式、风险事件的性质、强度以及个体的心理承受阈限有关（谢佳秋等，2011）。

目前的研究发现，"心理台风眼效应"也存在于邻避型设施引发的事件领域，且在化解邻避型群体性事件的不同阶段分别起到切入点、突破口和制动阀的作用（李文姣，2016）。邻避设施指核电站、化工厂、垃圾焚烧厂等具有潜在危险性的区域。在公共卫生事件期间的调查中，多位研究者又发现了"心理台风眼效应"（许明星等，2020；郑芳等，2021；杨舒雯等，2020）。许明星等人（2020）调查了身居五类不同公共卫生事件风险地区（极低风险、低风险、中风险、中高风险和高风险）的人群对于公共卫生事件的安全担忧和风险知觉，结果发现在空间上越接近高风险地点的群众心理越平静，越远离高风险地点的群众反而更对高风险地点的风险感到恐慌。

中国科学院大学社会与组织行为研究中心主任、温州模式发展研究院院长时勘教授指出，在麻木心态下，要特别关注并警惕公共卫生事件重灾区出现"心理台风眼效应"，防止反弹。时勘课题组对湖北、广东、北京、重庆、浙江等26个省市和港澳台地区逾1.75万人展开应对公共卫生事件的心理调查，并将调查研究结果与2003年的数据进行对比。在麻木心态方面，时勘课题组在某公共卫生事件突发期间研究中，发现了群众的风险认知存在"台风眼效应"，表现出麻木、习以为常的心态，进而导致松懈行为，甚至导致在一些地区出现反弹。

2. 不同时空的具体援助

因灾难"涟漪效应""台风眼效应"的存在，要求我们在灾难发生的不同时期以及不同地区，注意心理援助的时机和内容，提升心理援助的针对性和有效性。

（1）不同时期的援助

一般来说，突发事件发生后，个体和社会心理的应激反应随着时间的变化大致分为三个时期：应激期（灾难发生后几天至数天内）、冲击期（灾后一周至数周）和复原期（灾后半年至数年）。受灾群体在每个阶段都呈现出不同的心理特点。处于应激期时，灾难突然发生，个体因尚未在心理上做好应激防御准备，会对心理产生巨大的冲击。这一时期个体以常头痛、呼吸急促、腹痛腹泻、胃口差、无食欲以及四肢乏力等躯体症状表现为主，心理问题尚且处于潜伏期（刘正奎，2012）。处于冲击期时，个体的生存得到基本保障，身体的应激防御反应趋于稳定，但身体在很好地应对最初的应激源的同时，防御能力却在降低，导致这一时期成为心理问题和心身疾病突显期。复原期对应救灾行动中的重建时期，在这一时期的大多数人能从灾难中快速恢复过来，但少数人出现了创伤后应激障碍（PTSD）、抑郁、成瘾行为等问题。因此，为了有效地组织灾害心理援助，应注意：不同时期的救助内容不同。

（2）不同地区的援助

由于"涟漪效应"和"心理台风眼效应"的存在，在对不同地区进行心理援助时，应区分为灾难中心地区、灾区周边地带以及非灾区（刘正奎，2012），要明确区分不同空间范围内的任务。在应激期：灾难中心主要是以心理急救为主，辅以心理疏导；灾区周边主要是进行心理干预、心理健康教育；非灾区主要是进行心理疏导和心理健康教育。在冲击期，灾难中心主要是进行心理疏导、心理干预、心理健康教育；灾区周边主要是进行心理干预、心理健康教育。

总之，在社会治理的需求、援助系统全面整合等现实需求下，在灾难中时空援助内容和重点不同的内在要求的推动下，有必要建构一个系统、全面、专业、动态、联动的社会心理援助系统及机制，从而实现事前预备充分，事中有章可循，事后加快重建的系列行动方案。

二、国内援助系统建设的现状

（一）政府相关政策法规的出台

1. 政策法规的完善和具体化

2002 年，原卫生部、民政部、公安部、中国残疾人联合会联合印发《中国精神卫生工作规划（2002—2010 年）》（卫疾控发〔2002〕96 号），将精神卫生援助纳入灾后重建，政府出台的关于心理援助的政策法规从此也逐渐完善和具体。国务院于 2006 年发布并实施的《国家突发公共事件总体应急预案》中提到，要对突发公共事件中的伤亡人员、应急处置工作人员等提供心理及司法援助，即只在应急预案中提到个体层面的心理援助（祝卓宏，2020）。自 2019 年底以来，习近平总书记对心理援助工作做出了多次重要指示，体现了党和国家领导人对心理援助的高度重视，多次强调要加强心理干预和疏导，有针对性做好人文关怀；除了对心理援助的号召，还有较为详细、具体、科学的指导原则（汪晓东等，2020）。

2.法律机制的健全过程

在一些重要的法律法规以及应急预案中，并未明确心理相关的内容，心理援助尚处于"无法可依"的状态。如《突发事件应急预案管理办法》《中华人民共和国突发事件应对法》《突发公共卫生事件应急条例》《国家突发公共卫生事件应急预案》中，都未明确涉及心理相关的内容（祝卓宏，2020）。《中华人民共和国精神卫生法》中要求应急预案中应当包括心理援助的内容（陈雪峰，傅小兰，2020）。随着我国新时代中国特色的"一案三制"的管理模式——应急预案、应急体制、应急机制、应急法制的——日趋完善（钟开斌，2009；王俊秀，2019），心理服务与应急保证的联合合作方式和模式也将日趋完善。

（二）援助组织的建设

1.联合灾后心理援助组织机构的发展

2008年汶川地震时，心理援助工作基本上处于一种自行组织和实施的状态（陈雪峰等，2009）。青海玉树地震发生后，青海省宣传部联合省卫生厅、民政厅、教育厅和妇联等多家单位，在中国科学院心理研究所的技术和专业支持下，成立了灾后联合心理援助组织，开始有序地指导灾后心理援助。

2018年3月，中华人民共和国应急管理部设立，为从国家层面建立统一的灾后心理援助常备的机构和组织提供了可能。为应对2020年初突发的公共卫生事件，启动了中央人民政府层面的多部委协调工作机制——国务院联防联控机制。该机制由国家卫生健康委员会牵头，成员单位共32个部门，真正将心理援助与生命营救和物质援助有效结合，形成防控的有效合力。

2020年1月26日临床心理学注册工作委员会发出倡议，号召开展心理援助，有效地提高了中国心理学界、特别是心理援助应用工作的专业化、职业化和规范化（韩布新，2020）。随后心理危机干预工作委员会和心理服务机构工作委员会联合组织并及时启动"安心行动"，中国社会心理学会、中国心理卫生协会、湖北省心理学会以及体育运动、医学心理和护理心理学、发展心理学、老年心理学、教育心理学以及心理学教学等各个学会和委员会都开展了针对不同人群、各个行业、重点人群的心理援助（韩布新，2020）。

2. 多元主体的沟通不畅

从上述联合行动的开展情况看，心理学工作者以及科研人员能基本高效有序地开展工作，做到了"雪中送炭""锦上添花"（韩布新，2020）。但政府部门、社会力量、专业服务机构以及接受服务的个体和组织等多元主体之间，如何有效沟通合作，并在党和政府的统一领导下有序推进工作成为需要解决的核心问题（陈雪峰，傅小兰，2020）。

（三）应急专业队伍的建设

1. 向专业化与职业化发展

近些年，在专业队伍建设方面我国做出了一些努力。如汶川地震后，北京大学培养了一支具有专业心理服务能力的教师队伍（钱铭怡等，2011）；中国科学院心理研究所通过在灾区建立心理辅导站的方式，为灾区培养了懂理论且实际操作能力强的心理辅导教师，非灾区的心理专业志愿者借助互联网为灾区的心理辅导教师及网上的求助者提供线上帮助（刘正奎等，2011），并于2019年3月举办了第一期国家救援队心理急救培训（陈雪峰，傅小兰，2020）。在近期的突发公共卫生事件中，有10名国家级心理危机干预专家加入到国家级应急队伍，有165名省级专家加入省级心理应急队伍，非常注重培养和提高心理学专业人员的胜任力（韩布新，2020）。

2. 从业人员数量和质量尚不能满足需求

总体上看，应急专业队伍的建设开始向职业化、专业化方向发展。但我国心理咨询师数量有限，经过心理急救受训的人员数量更是有限，远远无法满足突发事件发生后社会对心理援助的需求。且从业者专业背景各异，缺乏人员筛选标准，有些咨询师甚至给受援者心理带来伤害（于冬青，胡秀杰，2011）。现有各类心理援助热线各行其是，专业性和服务能力也参差不齐，与国际化、专业化、标准化水平的队伍建设还相差甚远（陈雪峰，傅小兰，2020）。截至目前，我国尚无国家层面的专业心理援助队伍。突发事件发生后，更多的是专业性不强的从业者在参与救援，不能保证提供专业的服务。因此，今后着重从服务者、管理者和需求者三个方面建立国际化、专业化、标准化水平的专业心理援助队伍。

（四）民间组织的建设

1. 群众与社会各界力量的广泛参与

在公共危机事件中，除了国家层面的努力以外，也有个体希望贡献自己的力量。心理学专业人员临时自发组建心理援助热线，开展心理援助工作。如"非典恐惧综合征"心理援助专家热线；中国科学院、中国心理学会以及各高校教师为受灾群众提供的心理援助（张仲明，覃树宝，2021）；而在公共卫生事件突发时期，多个民间组织面对特定时期内物资短缺的情况，积极地行动起来协调海外物资，筹备口罩、防护服等物品进行捐赠。一些慈善机构在救援组织、捐助渠道、仓储和物流管理能力等方面发挥了突出作用（也斯，2021）。习近平总书记提出"支持广大社工、义工和志愿者开展心理疏导、情绪支持、保障支持等服务"，全国各地志愿者也协助国家开展抗击突发公共卫生事件的联防联控工作（邵振刚等，2020）。

2. 科学倡导与有序引导

社会组织在参与公共卫生事件防控工作时同样出现了各自为战、信息不对称或资源整合不足的现象。要避免此类情况发生，就需要社会组织与地方政府、社区等加强联系，建立一个相对完善的系统。同时也需要科学倡导、有序引导，推动各类社会组织之间的沟通和经验分享，这样才能实现社会力量的有效动员。

三、基于中国现状的心理援助模式的建立

在借鉴我国优秀传统文化资源和国际心理援助经验的同时，要立足我国社会心理现状，建构适合我国的心理援助模式和机制。要注重心理学方法和心理学思维模式在危机管理中的应用，让专业心理学队伍参与到突发事件的处置中，生命援助与物质援助联合心理援助，推动不同部门联防联控的机制，提升应急管理能力，增强社会心理服务援助的实效。

（一）心理学方法与危机管理

1.危机管理中的心理学需求

突发公共卫生事件具有成因的多样性、分布的差异性、不可预测性、突发性、爆发性以及传播的广泛性等特点，在事件发生后，社会层面往往没有做好应对危机的心理准备和物质准备，给群众带来了心理上的压力，并由此产生恐慌、焦虑，甚至是抑郁等负面社会情绪。若这些负面社会情绪不能得到及时有效的疏解，可能会持续发酵，形成社会恐慌，进而引发一系列衍生事件、失控行为，甚至反社会行为，造成社会的不稳定。若能及早发现和应对不同群体的社会心理变化，满足群众的利益诉求，可有效遏制恐慌情绪的蔓延和传播，预防社会恐慌心理的形成，同时也利于群众形成良好的社会心态，积极应对危机（彭丽丽，2021）。此外，与危机事件相伴随的网络谣言的不断发酵和扩散更加剧了人民群众的恐惧心理（蔡静，2011），损害了人民群众的心理健康。因此，监测并掌握好公共卫生事件发展不同阶段下群众的群体应激反应特点，制定相应的应对政策和措施，可为大众积极做好自身心理防护和心理应对提供普及性科学知识，"未病"先防，维护大众心理健康，减少社会问题，降低应对的成本。

2. 应用的现状

将心理学在基础研究领域取得的丰硕成果，更好地应用到危机管理中，理解和指导危机情境中的决策，提升问题解决的效率。如运用心理学基础研究中的信号检测论，可以很好理解一些措施，以及群众的"抢购"和"囤积"行为。这些行为从表现上看是因为恐慌而导致的决策行为，但事实上大多是合情合理、偏理性的（栾胜华，2020）。

信号检测论不仅被广泛应用于解释和预测认知过程，也可被用于实际的决策中。现实世界中最普遍的决策任务是"早上出门时是否需要带把雨伞"这样的普通行动决策。下雨的概率以及带不带伞这两个因素决定着这一平凡的行动决策，可以通过一个简单的 2×2 列联表表示（图 3-1）。按照信号检测论的逻辑，一个决定通常会导致四种后果。其中，有两个是正确的决定，分别称为"击中"和"正确拒绝"；有两个是错误的决定，分别被称为"漏报"和"误报"。理性的决定要考虑四种结果的得失，争取整体利益最大化。而事实是人们更看重错误决定带来的损失（损失厌恶），并极力避免更大损失的那个错误决定，即"两害相权取其轻"（栾胜华，2020；许燕等，2020）。在该理论的启发下，实际生活中我们只需要考虑两种错误的相对损失，选择预期损失最小的那个决定，这一决定可能就是符合你自身利益的最理性的决定。运用此理论可以理解公共卫生事件中人们对公共卫生事件的恐慌等（见图 3-2）。

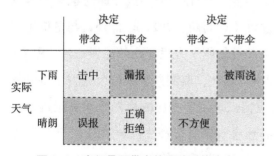

图 3-1 出门是否带伞的四种可能决定

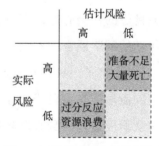

图 3-2 对公共卫生事件风险的错误评估后果

在未来的突发危机事件中，政策制定者可以参考以上建议并理解信号检测论的内在逻辑，将有助于更好地理解和预测群众的行为，从而做出更合理的决策，并制定相应的政策（栾胜华，2020；许燕等，2020）。此外，采用这一通俗易懂的方法进行政策宣传和科普，也更易被群众接受，减少群众的抵触情绪。

（二）风险沟通模式的运用

1. 风险沟通的模式

风险沟通指个体、群体以及机构之间围绕风险的相关信息进行信息和意见交换的过程。包括风险性质方面的信息、风险信息的表达、对风险管理法规的关注以及对意见的反馈等。风险沟通的模式一开始并不注重对话和互动，主要以单向沟通模式为主，后来逐步向双向沟通模式转变。目前双向风险沟通逐渐取代单向风险沟通，成为危机事件管理中的主要沟通方式。

（1）单向风险沟通

单向风险沟通强调的是单向告知，是指专家向一般群众单向传递风险知识，即风险评估（专家）→风险管理（政策制定者）→风险沟通（面向群众）（高旭等，2011）。因此，单向风险沟通被认为是专家向普通群众传递科学和技术信息知识的过程，但这种单向风险沟通更多地遵循决定（Decide）、宣布（Announce）、辩护（Defend）的 DAD 模式。

单向风险沟通模式具有告知、说服、引导以及教育群众等功能，目的是使群众按照专家提供的方式方法理解并接受某种风险。虽然单向风险沟通中的"线性、信源中心"的模式，有助于群众获取风险信息并在一定程度上理解风险议题，利于达成风险共识，但不利于减少或解决风险冲突。

（2）双向风险沟通

双向风险沟通强调的是授权，是赋予群众主动思考、提问、提出建议甚至做出决策的权利（高旭等，2011）。早在 1989 年美国出版的《提高风险沟通》一书中，研究者就指出，风险沟通不应只针对风险信息进行单向传输，而应该在个人、团体、机构间进行信息和意见的交换。双向风险沟通模式强调各主体之间的互动性以及沟通内容的多样性，在这一沟通模式中，群众不再是被动的、非理性的以及无知的信息接收者，而是主动关注风险信息，并为风险议题的解决献计献策，这不仅体现了群众参与社会风险决策的意愿，也体现了管理部门对群众需求的回应。

2. 风险沟通的效果评估

风险沟通效果评估是风险沟通、风险评估以及风险管理的重点和难点问题。认清影响风险沟通效果的影响因素，将有助于风险沟通的效果评估。

风险信息的不完整性、复杂性、不确定性，是风险沟通效果评估的主要影响因素。信息发布机构的权威性和可信度、发布信息的质量、专家与群众之间的认知差距、新闻媒体的选择性和失实的报道、对风险的有意放大、群众的不信任、群众的风险认知、负面情绪、对风险信息的关注程度和知识水平都是影响风险沟通效果评估的因素。因此，政府和决策部门为有效避免沟通障碍，应充分认识到群众在风险治理中的作用，积极采取措施动员全民参与到风险治理过程中，并合理利用新媒体，搭建群众广泛参与的平台（赵红艳，2021）。

3. 风险沟通模式的应用

有效的风险沟通是灾难救援以及危机管理中至关重要的环节，但在一些影响因素的作用下，沟通有时是无效的，甚至可能进入恶性循环中。如期望差异的存在。期望差异表现为期望的程度差异和期望的内容差异。期望的程度差异是指沟通双方期望值的差异，即沟通的一方自认为已经满足另一方的期望，但另一方仍然不满意的现象（谢晓非等，2003，2013）。如受灾群众对物资以及医疗救助的期望值往往超出救援工作人员认知的程度。如公共卫生事件暴发初期，群众期望能排除自己患病的可能，而救援一线则可能更多地关注危重病人的救治等，表现出期望内容的差异。如果期望差异在风险沟通的双方同时存在，将会出现不信任、不理解等现象，进而导致风险沟通障碍，形成相互转化与强化的恶性循环，如图 3-3 所示（谢晓非等，2013）。

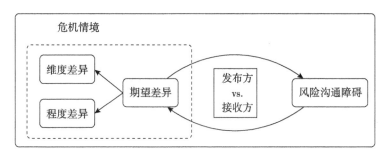

图 3-3　期望差异与风险沟通的循环作用以及危机情境的放大效应

专家与群众对危机事件的看法和关注点也存在极大差异。有研究者指出专家往往看灾害的严重程度，他们会注重统计、概率、死亡率等数据；群众则更关心与个人生活息息相关的内容，以及由此引发的"愤怒"情绪。

（三）队伍建设与社会心理援助

1. 专业人员参与心理援助

突发事件之后的心理危机干预工作是一项专业性很强的工作，必须依照应急事件发生发展的规律，由专业人员科学、有序提供支持，以避免次生伤害的发生（陈雪峰等，2009）。从理论和实践方面，组建有理论、懂实践、能服务的心理援助队伍是保证专业服务的前提和基础。因此，心理援助队伍建设应该包括领导团队建设、专业人才队伍建设、专业志愿者队伍建设三个部分。

（1）领导团队建设

主要成员包括高级别的决策咨询与政策咨询专家和一线服务专家，主要负责计划、组织、协调、实施、沟通等职能。在国家应急管理部门或者卫生管理部门设立应急心理服务的领导团队，主要负责应急心理服务体系的整体规划以及日常事务的处理（辛自强，2020）。

（2）专业人才队伍建设

主要成员包括精神科医生、心理治疗师和心理咨询师，主要工作是根据心理危机的严重程度，选择适当的干预方式，并提供心理健康知识普及、心理健康评估、心理咨询和心理治疗等服务。此外，专业人才队伍还应包括在某一方面有特长的专业人员，如与特定人群（儿童、老年人或有身体或精神残疾的人）打过交道的人员，以及在创伤相关护理方面训练有素的专业人员。

（3）志愿者队伍建设

因重大突发事件不经常发生，但又具有突发性以及不可预测性的特点，在灾难发生时以及灾后的心理重建过程中，都需要临时组织或抽调一部分人员做志愿者（陈雪峰等，2009；刘正奎等，2011，2012；祝卓宏，2020）。因此，需组建一支由精神医学、心理学、社会工作者组成的，可以分级分类实施干预的专业化志愿者队伍并建立数据库，以便在需要时能及时调动并迅速到位。

2. 政策决策团队吸纳专业心理学家

除了要组建和培养专业化的心理援助队伍外，还应组建专业心理学的队伍参与突发事件的处置，支持心理学家进入政策决策团队，从心理和行为的角度提供意见和解决方案（辛自强，2020；栾胜华，2020；许燕等，2020）。流行病学专家采用的表述方式过于专业化、概率化，而人脑极难理解概率化表述，从而导致大众无法对风险产生准确的估计。因此，突发事件发生之前、之中与之后，都需要心理学家广泛而深入的参与。

（四）心理援助的联防联控机制

适宜的心理援助的联防联控机制有助于在应急管理的灾难救援体系中

凸显心理援助的内容，增强"以人为本"的工作理念与原则，并将物质救助联合心理援助、精神扶持、平和心态保持融合为危机管理共同体，推动社会不同部门间联防联控的机制，提升应急管理能力，增强社会心理服务援助的实效。

1. 应急的联防联控模式

应急的联防联控模式包括事前预警、事发监测和事后跟踪重建的三阶段，该模式包含危机干预的三个工作阶段的连续衔接的办法，也体现出心理危机干预内容与手段的发展进程，动态追踪和监测社会心理状态更有利于促进社会和谐健康发展，提供必要的活动支持。

（1）事前建立三级预警系统

社区—心理服务站—精神卫生中心是针对心理问题的严重程度形成的预警系统。社区（社区、学校、工作场所、社区医院）是一级机构，主要解决一般心理问题，以社区业余文化活动的方式开展心理健康教育、团体心理辅导。联合消防、地震、卫生等部门开展安全生产、防火防灾的培训和演习，并将心理应激、心理危机干预、创伤后应激障碍等知识贯穿其中，在提升群众的防灾意识的同时，也提升了群众对心理危机干预的接受程度。开展紧急应变能力训练，为居民建立心理健康档案，筛查有风险和精神疾病的人员，做好备档。遇到复杂困难个案应转介到心理服务站，并接受心理服务站的督导和培训。心理服务站是三级预警系统的枢纽，在日常工作中可以与社会心理服务有效衔接，在灾难发生时可以发挥心理援助工作站的作用。工作人员包括精神科医生、心理咨询师、社会工作者等，遇到精神病性精神障碍者或者需要药物治疗者需转介到精神卫生中心（陈雪峰等，2009；刘正奎等，2011，2012）。

（2）事发时建立五级分层干预动态监测系统

利用网络电视或移动端心理服务平台，建立五级分层心理健康状态追踪评估与服务系统，追踪事件当事人（特别是危机预警人员）的身心状态，实现对个体与群体心理健康状态的精准测量和动态监测，按需对接心理服务，及时给予咨询与治疗服务，必要时给予药物治疗。

第一层：心理急救。受过培训的专业志愿者、社会工作人员等提供一系列行动支持。如与灾难幸存者接触，促进安全和舒适的体验，收集关于幸存者需求和关切的信息，给予实际心理安慰援助，提供关于创伤经历的规范心理反应和应对策略的信息，帮助当事人恢复社会支持等。

第二层：预防心理障碍。预防所有遭受事件的人员出现心理问题的严重化，尤其是在预警阶段已备案的人员，可以由专业的心理咨询师开展以防治出现心理问题障碍为重点的认知行为团体治疗等心理扶助。

第三层：多学科介入心理咨询。对出现一些精神症状的当事者进行心理学、医学及精神医学的预防与治疗，如果症状较轻可以采用密切等待的方式积极监测临床表现；如果症状持续时间长、程度严重或损害社会功能，应立即提供临床心理治疗。

第四层：开展系统的心理治疗。对患有不同心理障碍、创伤后应激障碍人员进行旨在心理康复的治疗与咨询工作。

第五层：心理援助跟踪监控。紧急情况和灾害背景下的干预措施侧重于快速反应和短时间框架，但灾难中当事人的心理健康需求是持久的。因此，应急反应还需要为这种长期需求提供心理康复，并与事后的心理重建系统有效衔接。

（3）建立灾后五级心理重建跟踪、追踪系统

该系统指家庭支持系统—社区资源—心理辅导基地—合管（联动）体系—上级主管保障系统，主要是与反应阶段或事发时的五级分层动态监测系统中的第三、四、五层级特殊人群建立有效衔接，并为一线应急人员和心理援助专业人员提供跟踪服务。参与救助人员的心理问题可能不会立即出现，但因事故中存在大量的替代性创伤，事故发生数月或数年后会出现创伤后应激障碍。

一级为家庭支持系统。由于紧急情况和灾难通常影响的是家庭整体而不仅是个人，并且家庭成员的精神健康需求和对创伤的反应会彼此影响，儿童更易受影响。因此，为家庭中的儿童及其父母规划综合护理方案至关重要。

二级为社区资源系统。除发挥预警阶段的作用外，在恢复重建时还是许多恢复计划和恢复行动的落实和执行部门，也是与家庭联系最为紧密、易建立联系的部门。

三级为专业心理辅导基地。主要发挥心理援助站的作用，可基于心理辅导开展"一线两网三级"服务活动（陈雪峰等，2009；刘正奎等，2011，2012）。"一线"是指心理援助热线，主要是经过培训的专职心理咨询师通过接听热线的方式提供心理援助服务（陈雪峰等，2009；刘正奎等，2011，2012）。"两网"是指人际网和互联网。人际网包括专业的心理咨询师、心理治疗师、社会工作者、志愿者、政府机构负责人以及医护人员。另一张网是手机移动心理服务网，通过在手机上安装应用程序，获得心理评估和心理咨询等服务。"三级"服务与事前的预警系统（社区—心理辅导站—精神卫生中心）服务任务相统一。

四级为合管体系。在恢复重建阶段，除心理重建，还涉及生产生活的重建、社会关系的重建等。此阶段的服务对象也较复杂，既有灾难幸存者、失去亲人的家属、残疾人、困难的孤寡老人等，也有参与救援的一线工作人员（如警察、社区工作人员、医护人员等）、提供心理援助的工作人员以及普通群众。人员情况及涉及问题较复杂，单一部门无法解决，公共卫生、医疗和多部门协同合作是解决受灾人口心理健康需求的最佳方法。因此，需要整合社会建设和相关部门、群团组织的力量，建立健全联防联控联席会议制度，分工合作、形成合力，分类分人提供服务。此外，在实际操作中，还将探讨人才联动、资源联动的模式，深化联防联控的内涵。如在人才联动方面，可以从高校、科研机构和社会心理服务机构中优选专家学者和心理实践工作者，为心理重建提供理论和技术支持；在资源联动方面，相关部门可与有资质的社会心理机构联动、互动，通过购买服务的方式，将心理服务资源配置到各层级服务阵地，推进危机干预的深入。

五级是上级主管保障系统。主要职责是政策制定和调整，提供资金支持，监督和指导合管部门的工作，并对其服务效果进行评估。

2. 心理援助融入模式的机制

（1）融入应急心理服务体系的必要性

突发事件中的应急心理服务体系是指，在突发事件（尤其是重大突发事件）的预防、发生、发展及重建中提供的心理服务，包括应急心理健康服务、应急社会心理服务以及应急管理政策设计。应急心理健康服务是心理健康服务在应急事件中的体现，主要是对事件中的相关人员开展心理危机干预；应急社会心理服务主要是指借助大数据技术以及问卷调查等方式了解群众社会心理与行为的特点，采用线上、线下相结合的方式为群众提供公益讲座、科普普及，并通过新闻媒体的正向宣传报道，制定符合群众心理需求的政策措施等方式积极引导群众形成合理的风险认知，平抑社会情绪，避免衍生事件以及非理性行为的发生（辛自强，2020）；应急管理政策设计主要是制定和实施应急管理政策和措施时，要遵循个体的心理与行为发展规律，从而提升应急管理和社会治理的效率（辛自强，2020）。

目前，我国的应急心理援助以应急心理健康为主，应急社会心理服务开始起步，应急管理政策设计还有待加强（辛自强，2020）。如在突发公共卫生事件的防控中，在线上、线下相结合的方式为不同群体提供心理疏导和干预之外，多个心理学机构的心理学专家聚焦社会心态，依托在线调查平台面向群众开展了系列社会调查，及时了解群众随公共卫生事件发展的社会心态变化，为疏导群众的社会情绪以及政府决策提供了重要依据，提高了应急效率。此外，来自中国心理学会的一批心理学家或主动请战，或接受委托，积极配合各级政府部门的工作部署和实际需要建言献策，提交的政策咨询报告内容涉及广泛，包含应急医院的心理建设、重点人群的心理干预方案、社会心理疏导机制研究等多个方面。这些报告和方案的提出也为政府有效应对公共卫生事件提供了重要的决策参考。总之，今后应该将突发公共卫生事件中的心理援助与应急心理服务体系的建设有效融合，并强化应急心理健康服务、应急社会心理服务以及应急管理政策设计的统筹力度和体系化建设（王俊秀，2019）。

（2）融入社会心理服务体系的必要性

2015 年，健全社会心理服务体系被写入"十三五规划"中，成为建设"健康中国"的一部分；党的十九大报告中提出要"加强社会心理服务体系建设，培育自尊自信、理性平和、积极向上的社会心态"；党的十九届四中全会再次强调"健全社会心理服务体系和疏导机制、危机干预机制，完善社会矛盾纠纷多元预防调处化解综合机制"，各部委也颁布了一系列关于建设社会心理服务体系的文件。报告和系列文件从宏观战略上明确提出了中国社会心理服务的目标与任务。因此，中国的社会心理服务体系建设需体现中国共产党的初心和使命，体现中国的制度优势和中国国情，体现当前国家现代治理的需求。

学术界对社会心理服务体系的内涵与外延、目标与任务进行了进一步的探讨，逐步纠正用"心理健康服务体系"代替"社会心理服务体系"的认识上的偏差。根据社会心理服务体系提出的政策逻辑和相应的社会发展逻辑，社会心理服务体系主要包括面向普通大众的常态化社会心理服务体系，以及突发事件中的应急心理服务体系。应急心理援助是应急社会心理服务体系的具体应用，而应急社会心理服务体系又属于社会心理服务体系的一部分。也就是说这一系统并不是孤立存在的，是与现有的社会心理服务体系有效衔接的，是不同层次的人群与事件发展、服务内容的有机结合，是一个"闲时备好，急时启用"的机制（辛自强，2020），对社会心理服务体系的建设要常态化。

（3）融入机制及智库建设

在2020年"社会治理体系中的心理建设"高端学术论坛上，莫雷教授提出中国特色的社会心理服务体系可将心理援助有效融入应急心理服务体系、社会心理服务体系中，建立社会心理服务体系的联合运转机制，并在此基础上构建多部门协同合作的专业化人才队伍以推动系统的有效运转。

中国特色的社会心理服务体系提出将发展性目标与干预性目标相结合，构建"三系统、四层次、两中心"的联动体制，通过建立预警平台和干预平台，实时掌握舆情，主动开展服务的工作模式。这一体系有效地将心理健康服务与社会心理服务、常态化的心理服务与非常态的应急心理服务紧密结合，并将企事业单位、学校和社区放在统一的运作体制和管理机制中，充分调动和统筹各方资源，符合我国的国情，彰显我国的制度优势。

"三系统"指构建覆盖所有固定场所和服务所有人员的学校社会心理服务系统、企事业单位社会心理服务系统以及社区社会心理服务系统。学校社会心理服务系统的服务对象是大学生、中学生、小学生和学前儿童；企事业单位社会心理服务系统的服务对象是企业员工、公务员、事业单位员工；社区社会心理服务系统的服务对象是老人、待业人员以及居家时段的上述两类人员。

"四层次"指构建"省（自治区）—市—县（区）—基层"四层次的条块结合的运行管理方式，在省（自治区）、市、县（区）分别设有社会心理服务体系的指导委员会（领导决策机构）以及指导中心（执行机构），其中指导中心下设企业部、学校部和社区部，分别对接下一级工作站的相应工作。在基层设有企业、学校和社区社会心理服务体系工作站，每个工作站下设各单位的心理服务中心。

"两个中心"指构建市、县（区）级"应急治安"与"应急治疗"两类应急心理服务中心，作为突发事件心理服务的应急部门，承接基层心理工作站遇到的复杂、困难个案，并对工作站进行督导和培训。以内蒙古自治区呼和浩特市赛罕区为例，"三系统、四层次、两中心"的联动体制如图 3-4 所示。

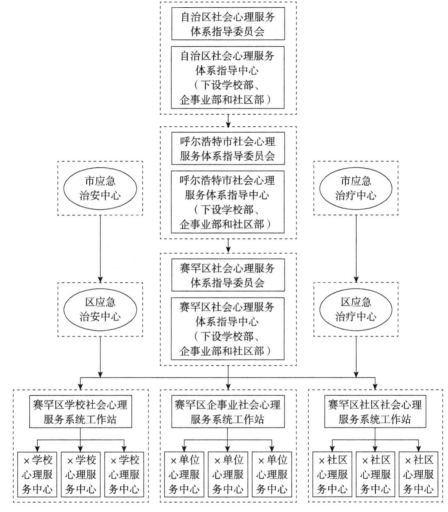

图 3-4　"三系统、四层次、两中心"的联动体制
（以内蒙古自治区呼和浩特市赛罕区为例）

在建构的社会心理服务体系的基础上，初步构建多部门协同合作的专业性社会心理服务队伍，明确各体系人员构成及职责。

常态化社会心理服务体系人员构成及职责。常态化社会心理服务体系人员，包括管理部门人员与基层社会心理服务体系工作站人员。其中管理部门人员主要是省（自治区）综合治理办公室组织各相关部门负责人组成，主要负责政策制定和调整，提供资金支持，监督和指导企业部、社区部、学校部的工作，并根据学校、企事业单位和社区遇到的实际问题，提供开展心理服务所需的保障条件。

基层社会心理服务体系工作站包括企事业单位、学校和社区工作站，下设各单位心理服务中心（见图3-5）。其中社区工作站的人员包括社区工作人员、社会工作者、网络员；学校工作站的人员包括各高校专业心理教师、中小学心理教师。

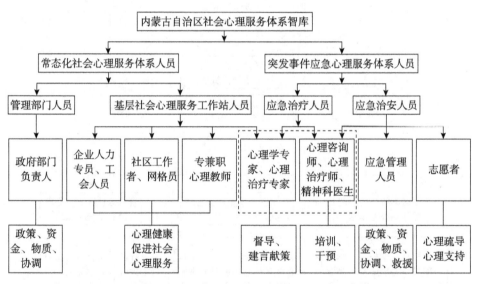

图3-5 社会心理服务体系智库（以内蒙古自治区为例）

企事业单位工作站的人员包括人力资源专员以及工会人员。职责是以心理健康促进、心理预防、心理疏导、团体心理辅导等形式开展工作，在灾难发生时可以联合社区、社会组织、社区公益慈善资源、心理服务等专业力量以联动服务方式开展工作。

各单位的心理服务中心设有心理观察员与心理辅导员，心理观察员负责单位人员心理档案的建立与心理健康状况的监测，心理辅导员对处于心理危机状态的人员进行帮扶。此外，基层社会心理服务体系工作站的人员还包括由心理学专家和心理治疗专家组成的专家团队，以及由心理咨询师、心理治疗师、精神科医生组成的专业技术团队。专家团队对管理部门人员进行心理服务的培训，并为政策制定建言献策。专业技术团队负责对企事业单位、学校和社区工作站的心理服务人员进行培训与督导，并在发生一般突发事件时联合专家团队对群众进行心理危机干预。

应急心理服务体系人员构成及职责。作为突发事件心理服务的应急心理服务部门，"应急治安中心"与"应急治疗中心"有助于应急管理心理援助队伍与常态下社会心理服务专业队伍建设的紧密结合，也有助于应急服务与日常工作，以及应急心理服务体系与现有的社会心理健康服务有效衔接。

"应急治疗中心"人员包括由心理咨询师、心理治疗师和精神科医生等组成的专业技术团队，以及由心理学专家和心理治疗专家组成的专家团队。专业技术团队给予基层心理社会心理服务体系工作站和对口支援的学校、企事业单位、社区的心理服务站进行危机干预的技术指导和帮助，并接受线上和线下转介的精神病性精神障碍或者需要药物治疗者，专家团队为应急管理人员的政策制定建言献策。

"应急治安中心"的人员包括应急管理人员、专业人才以及专业志愿者。应急管理人员主要包括政府部门人员（通常来自总工会、政法、卫生健康、宣传、教育、公安、民政、司法行政、财政、信访、残联等部门）、消防人员、灾难救援管理人员，负责政策保障、物质援助、资金支持、信息支持。专业人才包括心理咨询师、心理治疗师和精神科医生，提供心理咨询、心理治疗和心理危机干预。志愿者可以由常态化社会心理服务体系中企事业单位、社区及学校的工作人员组成。

第二节　突发公共卫生事件中应急语言的心理援助系统

突发公共卫生事件的防控不只是医药卫生问题，解决紧急救援中的沟通问题，语言应急不能忽视。应急语言贯穿灾前预防、灾中救助、灾后安抚各个环节中（滕延江，2020），是保障信息发布、医患交流、应急救援以及国际救助等方面顺利实施的一种手段（石琳，2021）。清晰、准确、简洁、及时的应急语言使用，有助于减少沟通障碍、提升应急效应效率、避免宣传语中的语言暴力、遏制网络谣言传播、有效应对语言舆情和话语冲突（王娟，曲志强，2020），提升心理援助的效率。为了准确、及时地传递信息，对应急语言内容的各个环节进行完善，可以提升应急中的沟通效果，提高对公共突发卫生事件的应急处理能力（李宇明，2020）。

一、应急语言概述及作用

（一）应急语言概述

1. 应急语言的定义

应急语言是指在突发的自然灾害以及突发的社会公共事件中，能够为政府和群众提供便利服务的语言和实践系统，主要用于防控监测、救援处置活动等（张天伟，2020）。

2. 应急语言的内容

应急语言包括应急语言服务、应急语言产品和应急语言策略三个方面（张天伟，2020）。应急语言服务主要为预防监测、快速处置以及恢复重建提供语言产品、语言技术或者直接参与语言救援行动（王立非等，2020）。应急语言服务作为应急语言的重要组成部分，范围涵盖语言基础设施、语言规划、语言标准、语言能力、语言人才以及语言学科等。因此，应急语言服务在急救翻译、软件开发、话语传播、语言资源管理、标准研制、培训以及危机干预等各个方面都有涉及（王立非等，2020），需要多个学科和行业的参与以及多个部门的协同合作。应急语言产品包括救灾语言软件的研发、应急语言手册的编纂、应急语言平台的建设等，在一定程度上，应急语言产品被包括在应急语言服务中，而应急语言策略是指促进应急语言使用的方式和方法。

（二）应急语言的作用

1. 减少语言沟通障碍

在公共卫生事件暴发初期，为有效遏制态势扩大并积极救治患者，高效组织了跨区域的医疗援助。在初期，医护人员可能因不懂当地居民的方言产生语言沟通障碍，会影响救援应急响应的效率。组织编写《方言手册》或《外语通》等实用应急语言材料，可以解决医患语言交流问题，提高救治效率。

空中管制员与飞行员在沟通中也可能遇到因听不懂关键词、无法准确传递相关消息和防控要求，造成有关信息沟通障碍的情况。制作并发布有关管制用语的教学视频，以及进行文本的编撰和课件的制作，也可以提高空中交通管制的沟通效率。

2. 遏制网络谣言传播

公共卫生事件突发初期，因信息传播不对称、不及时，在网络的助推器作用下，错误信息和虚假信息伴随公共卫生事件蔓延，信息过剩和信息泛滥导致群众难以区分谣言与事实，出现"信息瘟疫"。如部分群众听信网络谣言，认为戴多层口罩才能有效预防，这样不仅没有什么效果，还会加剧群众对于口罩匮乏的恐慌、焦虑心理；吃板蓝根、熏醋可以预防疾病也引发群众盲目抢购、滥用药物的不理性行为；传染病高发在老年人群的信息也使部分年轻人放松警惕和防范（张薇，2020）。因此，在信息公开和信息传播时，亟须建立应急语言能力体系，以遏制网络谣言的传播。

3. 避免宣传语中的语言暴力

标语是宣传的方式之一，目的是让人们变得更加文明、更守规则，应抵制简单、粗暴、不文明的表达方式，倡导文明、健康的方式。所谓的"硬核标语"，虽然朴实易懂，但却将标语或宣传语变成了咒语，将质朴变成了恶俗，产生了不必要的语言暴力，可能会造成社会的撕裂，引起逆反的负能量，不利于公共卫生事件的防控。而诸如"走亲访友都取消，在家过节防护好""少出门、多居家，网络拜年乐大家""人多莫去凑热闹，出门记得戴口罩"，这些标语既起到了警示的作用，又易于大众接受。因此，根据突发事件的发展变化，及时督导并制作强化意识、传播知识、突出氛围、通俗易懂的标语，防止在宣传语中出现言语暴力。

二、提升应急语言建设方略

在防控宣传、减少交流障碍、舆情引导以及谣言澄清等方面，都彰显了应急语言的重要作用。目前，应急语言能力总体不足，主要体现在：无可依照的应急语言服务政策和服务指南，应急语言人才储备不足，部门之间组织性与协调性差。

我国历史悠久，人口众多，地域辽阔，是一个多民族、多语言、多文种的国家，有 56 个民族、73 种语言，30 个有文字的民族共有 55 种现行文字，其中正在使用的有 26 种。语言的丰富性及融合性为突发事件中应急语言的有效使用提出挑战。因此，要结合我国的国情以及应急语言服务暴露出的诸多漏洞与不足，做好顶层设计，加快推进我国应急语言规划。为确保群众生命安全与社会的和谐稳定，做到"召之即来，来之能用，用之有效"（滕延江，2020）。

（一）建立健全应急语言服务机制

1. 与国家应急管理体系紧密结合

应急语言服务的建设是国家应急管理现代化的必然需求，同时也是发挥应急语言能力的制度基础。可将应急语言预案、体制机制、法制的相关内容纳入国家应急管理的预案和相关法律法规中，与国家应急管理体系紧密结合，发挥协同效应。具体包括建立健全法律依据、工作原则、管理机制、组织体系实施程序、应急演练等（王辉，2020）。

2. 在体制机制和法制建设方面做好顶层设计

国家语言文字工作委员会是国家语言文字工作的管理机构，负责国家语言文字工作方针政策的制定（王辉，2020）。因此，国家语言文字工作委员会需在体制机制和法制建设方面可做好顶层设计（王辉，2020），成立专门的应急语言服务管理机构（滕延江，2020），并建立由政府、社会组织、专家团队、志愿服务团队、新闻媒体等多元主体协同参与、权责明确的应急组织和服务体系（滕延江，2020；王立非，2020；王辉，2020）。

（二）制定专门的应急语言服务政策及服务指南

1. 制定应急语言服务政策

为了完善应急语言服务体系，要制定专门的应急语言服务政策，有助于统筹考虑应急语言服务中的制度规范、资源配置和保障措施（王辉，2020），为应急语言人才建设、应急语言能力提升提供政策依据。政策制定主要强调六个方面的内容，分别是具体内容、项目；评估和调整；法律依据、决策和执行部门；运行机制；资源的配置和后期保障工作（王辉，2020）。

2. 制定应急语言服务指南

在危机时刻，掌握信息就是掌握生命，有效交流的重要性应该得到重视。因此，应该制定和建构应急语言服务指南，便于在应急时修改使用。

应急语言服务指南中可明确应急语言服务体系中各主体的职责、分工情况，应急语言可提供的服务的内容供群众了解，群众可获得求助的办法与途径，以及注意事项等。

（三）培养和储备应急语言人才

1. 专业人才培养

应急语言专业人才可以保证应急语言能力建设并促进社会协同发展（王辉，2020）。首先，教育主管部门需要优化学科布局，完善外语学科在应急语言方面的人才培养方案（王立非等，2020）；其次，具体实施时可以采用"外语＋专业＋实战"的模式，如在公共卫生领域可以采用"外语＋医疗专业"的模式，培养能应对突发公共卫生事件的应急语言服务人才，并在实战中实现应急能力与语言能力的双轨培养（穆雷，刘馨，2020；阳爱民，2020）。

2. 应急语言社会力量的储备

因突发公共卫生事件具有突发性、不确定性以及蔓延性等特点，亟须大量掌握一定应急语言技能的专业救援人员、心理工作者、志愿者、翻译人员以及新闻媒体工作者等社会力量的广泛参与，作为对专业人才的补充（王辉，2020）。具体可采用招募应急语言服务团的方式，招募社会各界人员，做好组织动员、培训以及应急演练等。

（四）加强新技术在应急语言服务中的应用

大数据技术（本章第三节将对这一技术进行详细介绍）、人工智能技术等新技术、新方法在应急语言服务中的使用，使应急语言不受时空的限制，拓展了应急语言的使用范围与覆盖的群体，赋予了应急语言服务更强大的能量（阳爱民，2020）。具体包括社交软件、直播和视频等平台的运用，文本、音频、视频等多模态媒介的使用，以及"互联网＋语言服务"的应用方式（阳爱民，2020）。

1. 翻译技术的应用

在公共卫生事件突发时，机器翻译技术、机器辅助翻译技术、术语管理技术以及翻译管理平台的开发等，都可以保障高效、便捷、精准的应急语言服务，进而提升综合应急管理能力（王立非等，2020；张天伟，2020）。机器翻译技术可以提供包括普通话、方言、手语、盲语、汉语、少数民族语言、复杂书面语以及简明汉语在内的多种语言之间的互译（饶高琦，2020），克服语言障碍，实现语言信息的沟通。机器辅助翻译技术主要是通过高效的人机交互方式实现语言的翻译，从而减少重复工作，提高翻译质量（饶高琦，2020）。机器辅助翻译平台会存储经过审校的术语、专业表述和固定表达，并在不断的实践中进行校正和扩充，从而大幅提高翻译的效率并保障翻译的质量（饶高琦，2020）。

2. 多语种在线交流平台的应用

多语种在线交流平台的研发与建设可以实现一对一的交流，还可以通过直播的方式互动分享公共卫生事件防控的经验，并支持多种语言的在线翻译。如"防控外语通""国际医生交流中心"以及在公共卫生事件中使用的呼叫平台（饶高琦，2020）。

（五）做好应急话语传播

1. 立足总体

立足总体原则是指要以突发公共卫生事件的预防与控制为出发点，掌握事件发生的具体状况，并紧扣事件发展动态、掌握好话语传播的节奏；以坦诚布公的态度，满足群众的期待；掌握群众社会情绪变化，积极引导舆情；做好常态信息发布、消除各方疑虑；平抑群众社会心态，赢得群众支持（陶方林，2011）。

2. 准确命名

疾病命名是应急语言管理中的重要一环（原新梅，许杨，2020），疾病命名不当会损害处境不利群体（如老人和女性）和贫穷地区（如中东呼吸综合征）的利益，产生对贫穷地区的刻板印象，并造成对命名者的偏见（王晓华，2015）。还会引发群众对疾病的恐慌、焦虑等社会情绪，进而影响舆论导向，不利于公共卫生事件的预防与控制。为避免不准确命名所造成的不利影响，命名时应注意以下几点：应该根据国际公认的命名原则，尽早规范并正确命名；及时推出简称，避免因名称过长造成公共卫生事件信息接受困难；命名要集专业性与通俗性为一体，避免过于专业，影响群众的接受度以及应急时的表达和宣传（原新梅，许杨，2020）。

3. 兼顾不同群体需要

公共卫生事件突发时，对不同群体造成的伤害和影响不同，引发的心理变化和心理诉求也有别。因此，信息发布时需要兼顾不同群体的需要，用不同群体可以理解的话语做好应急信息发布。

总之，应急语言在突发公共卫生事件中具有重要的作用，完善应急语言的制度建设，并将新技术运用到应急语言能力的建设中，可促进突发公共卫生事件中的多语传播以及话题处理能力的提升，可营造有利于突发公共卫生事件防控的舆论环境（王辉，2020）。

第三节　大数据技术在突发公共卫生事件心理援助中的应用

随着互联网的兴起，人类社会快步迈入信息时代。信息依赖于数据，信息社会中的每时每刻都在产生着海量的数据。当前，人类社会正在进入以海量数据为基础的数据采集、数据挖掘与数据创新的大数据时代。大数据已经成为经济发展的新动力，从 2015 年开始，我国也逐步制定大数据的发展战略。具体到突发公共卫生事件，大数据使突发公共卫生事件的应对变得精准而高效。

一、大数据概述

（一）大数据的概念

近些年，社会对大数据的关注度越来越高，大数据在互联网企业、公共事业管理、科研学术等领域获得了广泛的关注。但是对于大数据是什么，许多人仍然是模糊不清的，对于大数据与常规数据的区别与联系更是不甚理解，甚至认为大数据概念有过度炒作之嫌。以下简要阐述大数据的概念。

1. 大数据概念的萌芽

1980 年，Alvin Toffler 在其著作《第三次浪潮》中第一次正式提出了"大数据"（Big Data）一词，并预言"大数据"将会引领第三次文明浪潮（Toffler，2006）。"大数据"一词开始风靡全球，大数据也由此直译而来。2011 年，麦肯锡咨询报告《大数据：创新、竞争和生产力的下一个新前沿》中详细阐述了大数据的关键技术与应用领域等内容。2008 年和 2011 年，《科学》与《自然》杂志分别出版了《数据处理》和《大数据》专刊，正式引介了大数据一词，也介绍了它对人类社会未来生活的影响。

在此基础上，全世界逐渐认识到大数据对人类社会的影响。2012 年，联合国发布《大数据白皮书》标示着大数据时代的到来。同年 3 月，美国政府也发布了《大数据研究和发展计划》，标志着大数据已经成为国家战略的一部分。我国也于 2015 年出台了《促进大数据发展行动纲要》（陈伟，2015）。遗憾的是，当前，并未对大数据形成一个统一的、明确的定义。政府、企业、科研机构往往根据自己的视角，对大数据给出不同的理解与阐释。

2. 大数据概念的确定

《促进大数据发展行动纲要》指出："大数据是以容量大、类型多、存取速度快、应用价值高为主要特征的数据集合，正快速发展为对数量巨大、来源分散、格式多样的数据进行采集、存储和关联分析，从中发现新知识、创造新价值、提升新能力的新一代信息技术和服务业态"（陈伟，2015）。在此基础上，我国学术界的主流观点认为，大数据是一个综合性的概念，是大数据资源、大数据技术以及大数据思维的有机统一体（邓晶艳，2021）。

大数据的基础是海量的数据资源，如果没有这些数量庞大的数据资源，就没有办法讨论大数据（陈浩等，2013）。国际数据公司（International Data Corporation，IDC）甚至直接给出了数据体量的定义标准——数据体量一般超过100TB，并且是高速、实时的数据流（张燕南，2016）。信息时代最大的特点大概就是社会中的每个个体无时无刻不在产生数据，所有的个体数据合起来就成了体量庞大、高速、实时的数据流，意味着全社会中，每个个体都在生产、分享和应用数据。人类社会中每个人或物，具体到我们自己、我们身边的每一个人或物都是这些海量数据的贡献者。

正如上文所述，社会中的每个人或物都成为了海量数据的贡献者，如果没有大数据技术支持，这些海量的数据就无法被采集、存储与分析。大数据的采集技术，因数据发生的社会场景变化而变化。例如，以政府机构的政务服务为基础的政务服务系统数据采集；以微信、QQ、微博等平台构成的社交网络系统；以电商、网银等为基础的线上交易系统等。现如今，数据采集又分为内容数据、线上行为数据与线下行为数据三大类，采集渠道也相应地变为数据库采集、系统日志采集、线上采集与物联网设备采集（邝岩，2016）。数据采集后，还需要进行一系列的数据预处理才能进一步存储，目前大数据的存储有两种方式：一种是将数据集中存放在某数据中心，称为集中式存储；另一种则是将数据分散存储在各数据存储单元中，称为分布式存储。这两种数据存储方式都以互联网络为基础，提供实时数据流服务。由于海量数据处理的算力需求庞大，云计算便构成了大数据分析处理技术的核心（赵华，王海阔，2012）。

有了大数据技术与海量的数据资源，人们还需要借助于大数据思维才能够分析、挖掘出大数据的价值，才可能匹配信息、畅通信息渠道，整合资源，实现资源优化配置（顾肃，2021）。简言之，大数据思维就是指我们要善于利用大数据。如果政府在应对公共卫生事件时，能充分利用大数据，一定能够提升政府的公共卫生事件应对能力和社会治理能力，对建设现代化政府体系大有裨益。

（二）大数据的特点

1. 数据收集与分析的智能化

大数据依赖海量的数据资源，对这些数据的计算与可视化分析不可能依靠人的手工操作，海量数据资源的采集与分析一定是自动化、智能化的。这是大数据的第一个特点。

人工智能技术的发展，为数据采集与分析的智能化提供了技术基础。以互联网音乐服务提供商为例，了解客户对音乐的偏好，有针对性地提供音乐内容和音乐服务，提高客户粘性，是网络音乐服务提供商获取商业利润的必由之路。借助人工智能技术分析日志记载的用户日常音乐播放行为可以形成精准的客户画像，做出客户音乐偏好预测。

2. 数据的覆盖范围广

人类社会的所有人和物都是海量大数据资源的贡献者，上至太空中运行的某个航空器，下至深海的水文传感器，甚至我们手机，都无时无刻不在记录着各种各样的数据。包容万象、覆盖范围极广是大数据的第二个特点。

借助互联网与物联网技术的发展，人类甚至可以做到实时传输由感知传感器采集到的信息以及个体所处环境的物理信息：可穿戴式设备、手机等智能设备无时无刻不在记录并存储着我们的行为数据。这些物联网、移动智能设备技术极大地拓宽了大数据的覆盖范围。也正是因为物联网技术，我们的衣食住行，每次的消费、饮食、酒店住宿乃至出行交通，甚至你跟他人坐在家里聊天都可以被无数个终端设备记录并存储、分析，形成数据画像。可以预见，随着物联网技术的不断发展，终端设备的不断普及，大数据的覆盖范围还会不断扩大。

（三）大数据的应用领域

大数据的应用范围十分广泛，甚至可以说"万物皆可大数据"。目前应用较多的是医疗、教育以及社会公共服务等领域。

1. 医疗领域

当前，随着我国经济的快速发展，人民生活水平的提高，人们越来越重视医疗与健康，对医疗健康服务的质与量的要求也越来越高。但该领域仍然存在医疗资源不均衡、利用率低等问题（高景宏等，2021）。而这些正是大数据可以充分发挥作用的地方。

大数据在医疗领域的应用主要体现在以下四个方面。

第一，大数据可以协助进行临床医疗诊断（Ai et al., 2020）。借助海量的医疗数据资源，医生可以快速地搜索疾病症状，并将之与诊断结论关联；在数据维护时，可以深度挖掘疾病数据，帮助医务人员更好地分析病患的病情，更快、更准确地诊断治疗；还能够帮助医务人员避免因主观印象带来的误诊、漏诊，使医疗判断更加客观，提高诊断的准确率。

第二，大数据可以做出协助医疗决策（王笛等，2021）。医疗行为中存在大量的风险决策。以往，此类医疗决策信息不够充分、有效，医患双方经常陷入两难境地。利用大数据可以充分再现历史病例信息，医生可以更准确、及时地掌握病患的实际情况和各类隐藏信息，能帮助医生进行更为客观的诊断，形成精准医疗方案，完成合理、适度的医疗救治。

第三，大数据可以有效地促进健康管理体系的建立（孙烨祥等，2021）。

医疗行为涉及变量繁多，即便是相同的病症，不同病人的病情发展可能完全不同。精准医疗要求个性化的诊疗方案，大数据技术可以帮助建立完整的健康管理体系，全面地了解、监控每个个体的健康风险因素，有助于医疗人员形成个性化诊疗方案，甚至可以治病于未病。

第四，大数据可以协助完善医疗保险制度（薛付忠，2019）。利用大数据，可以精准判断医疗额度，有针对性地提供医疗保险服务，避免不必要的浪费。

2. 教育领域

在大数据时代背景下，教育正在面临着深刻的变革。大数据在教育领域中的应用主要表现在以下四个方面（张燕南，2016）。

第一，大数据促进了教学变革。在海量学习数据的基础上，人们可以量化学习行为，进一步理解学习规律；对每位学生的学习开展量化分析，有针对性地提供个性化学习方案；在此基础上，还可以进一步预测学生的学习情况，并有针对性地采取教学干预措施。

第二，大数据正在改变着学习者的学习方式。传统课堂教学面临的一个大问题就是每位学生的学习进度各不相同，无法保证所有学生的学习适应性。大数据驱动下，学生可以实现自适应学习；还可以充分利用可视化数据，给予学习者及时的反馈，在此基础上，教师可以有针对性地给予学习指导。

第三，大数据也推动着评价体系的变革。传统的结果性评价难以全面地评价学习者的学习，而在大数据的驱动下，可以由结果性评价转为形成性评价，并针对性地提出新的评价标准，促进多元化评价。以保证每位学生都能得到客观、合理、公正的学习评价。

第四，大数据也推动着学校管理的变革。传统管理方式下，资源难以合理配置，部门协作困难，有了大数据的指导，学校可以精准分配资源，规范多部门协作机制，对部门考核、管理评价由主观评定变为数据驱动的客观评定，提升行政管理质量；还可以打破数据孤岛，形成完善的数据共享机制，真正实现资源的流通与调配。

3. 社会公共服务领域

长期以来，我国社会公共服务与管理的一大特色是以政府为中心，政府常常处于"家长"的角色，在集中力量办大事方面体现出独特的管理优势。但由于缺少数据驱动，经常出现社会公共服务脱离实际的情况。要想改变这种状况，就需要掌握充足的数据资源。大数据的数据开放与数据资源共享的特性，一定程度上可以解决此问题，使社会公共服务与管理由封闭走向开放（刘威，2019）。

以往的政府行为往往基于有限的数据资源，造成政府行为与群众需求的错位，成本高且效率低。运用大数据，能够帮助政府掌握充足的信息，精准决策。以精准扶贫为例，运用大数据可以实现对贫困户与贫困村的精准识别、精准帮扶、精准管理与精准考核，真正实现精准脱贫。

大数据的应用使政府公共服务与管理从"自扫门前雪"转向注重整体性和系统性。传统的政府行为模式是自上而下的单向社会治理模式，大数据的应用使政府的行为模式由单向转为双向甚至是多向，这有助于政府各部门、组织从单打独斗转向开放、共享与合作的新模式。大数据还使政府决策更加"理性"——在海量的可视化数据的基础上，决策者们的决策可以依赖客观事实而非经验或直觉，无疑可以提高决策的科学性。

（四）应用中存在的问题

辩证唯物主义的观点认为，事物都有两面性，对任何事物只看其中一面而忽视另一面都有失偏颇。对于大数据这一新生事物而言，尤其要重视这一点，不能只看到大数据带来的广阔应用前景，还应该看到它在应用中存在的一些问题。

1. 安全性

大数据时代，每个人都是海量数据的贡献者，这意味着我们每时每刻的行为都在被采集。这样的海量宝贵数据资源存在着数据泄露的安全风险。例如，海量用户数据在云端储存与使用已成为网络攻击的主要目标，一旦数据泄露或被窃取，牵涉的个人隐私数据、财产安全信息等泄露必将带来严重的后果（张海燕，2020）。在国家层面，一旦海量信息被泄露，其中大量看似无关的数据被大范围地关联分析，很可能转化为政治、经济及军事的关键信息，危及国家的安全与利益。

2. 兼容性

不同来源、不同渠道的数据可能存在兼容性的问题。针对这一问题需要制定一个统一的标准，将不同的格式、不同类型的数据标准化。目前，各数据平台服务提供商为了自家的经济利益，形成了互不兼容甚至互斥的数据势力范围。在此基础上，互联网企业通过技术手段，影响用户选择，减少其他经营者的交易机会，严重扰乱了市场公平竞争秩序。针对此现象，市场监管总局也已经出台了《禁止网络不正当竞争行为规定》，禁止强迫用户"二选一"的经营行为。

3. 重复性

海量的数据源自无时无刻、无处不在的数据采集。这必然导致大量的数据是重复的。重复的数据一方面保证了冗余性的要求，另一方面也造成了大量的浪费。在数据分析与处理过程中，有可能导致错误的分析结果。数据采集过程中，如果同样的内容，被反复、重复多次地采集，必然也会导致用户的反感。数据孤岛是导致数据重复性的一个重要原因，因此，还需要大量的工作，以促进数据间的互联、互通与互享。

二、大数据在社会治理中的应用实践

（一）心理援助工作中的应用

经过多年的理论与实验研究的发展，人们对于健康的认识已经从过去的生物模型转向了生理、心理和社会的三维模型。影响健康的心理因素、社会因素也受到了广大研究者，尤其是医学、心理学以及神经科学研究者们的广泛关注。可穿戴设备的快速发展，为健康大数据的采集与应用提供了技术基础。因此，近些年来，将大数据技术应用于心理健康领域是学界与产业界都非常关注的话题（薛婷等，2015）。应用大数据技术研究心理健康基于这样的一个共识——人们的健康状况、心理与社会行为特征与其线上的社交媒体网络活动、购物、搜索等行为存在关系（陈浩等，2013）。因此，人们在网络上的诸多活动数据都可以用来描述、解释甚至预测人们的健康状态（乐国安，赖凯声，2016）。

1. 了解群众情绪

情绪心理研究是目前为止应用大数据技术开展研究活动最多的领域。Golder 及其合作者 Macy（2011）推特数据为基础，分析了 2008 年 2 月至 2010 年 1 月的 8 年时间内的约 5 亿多条情绪信息。结果发现积极情绪和消极情绪的波动规律——总体上，非工作时间（周末或工作日的晚上）的积极情绪水平比工作时间（非周末或工作日的白天）更高，消极情绪则相反。研究者同样借助推特情绪数据探索了季节性情感障碍的成因，结果支持了有关情绪与季节关联的"阶段转换假说"（乐国安，赖凯声，2016）。类似地，Kramer 等人（2014）依靠文本分析技术分析了脸书上的数据，以期验证情绪传染效应是否会发生。结果发现，即便是在缺乏肢体动作或表情线索的社交网络互动中，人们也会体验到与他人相似的情绪状态，证实了情绪传染效应的存在。Coviello（2014）等人也有类似的发现：脸书用户所在城市是否下雨会影响他们在脸书中发布的情绪状态，更有趣的是，这些用户的脸书好友即便没有经历下雨天气，也会体验到相似的情绪。

大数据技术应用于情绪相关的研究，依赖于心理学与大数据技术的跨学科领域合作：一方面，心理学在情绪方面的研究成果可以为大数据技术提供理论指导；另一方面，可以应用词汇匹配技术、文本分析技术对海量的社交媒体网络数据进行分析，为情绪研究开阔了视野（董颖红等，2015；乐国安，赖凯声，2016）。应对传染性疾病的传播，最重要的一种手段是隔离，以减少人口流动，在隔离这样的情境下，借助网络进行信息交流就成为人们居家生活的必选项。在突发公共卫生事件中，各类网络平台的海量数据成为分析、监测群众心理健康状态的一个重要依据，词汇匹配技术也为该方案的实行提供了技术可能。

有一些研究调查了突发公共卫生事件期间的群众情绪状态。调查结果显示，群众主要有焦虑、悲伤和害怕三种负性情绪，相比较而言，愤怒水平较低。这提示我们，心理干预和救援可以集中在这几种负性情绪上，以更好地维护公共卫生事件下群众的心理健康水平。对于确诊数较多的地区，应重点关注恐惧情绪，做好心理干预。同时对于不同人群，心理援助应有主次，确诊患者是重点关注对象，其次是疑似患者。患者家属和康复者在以往的心理援助中不被重视，该调查显示，他们的恐惧水平仅次于确诊患者和疑似患者，非常需要心理支持，应予以重视。另外，一线医护人员的心理恐惧水平也较高，应为一线心理援助的重点对象（Liu et al., 2020；Qiu et al., 2020）。

总之，将传统的心理学调查研究与词汇匹配技术结合的在线文本分析技术应用各类网络公共平台，分析、监测群众情绪状态，以此了解群众心理健康状况，并据此给出针对性对策，是一个有巨大发展空间的应用领域。

2. 了解群众人格与社会心理行为特征

人格心理学是心理学中极为重要的研究领域。传统心理学研究虽然产生了一系列的重要成果，但数据的采集还主要依赖自陈报告的问卷调查，数据量不可能成为"海量"。显然，大数据技术为人格研究提供了新方法与新视角。人格心理学研究与网络大数据研究的跨领域合作正在成为现实：一方面，网络大数据为人格研究提供了技术方法与数据资源；另一方面，人格心理学的研究成果也为提升网络产品性能和用户使用体验产生了极大的助力（乐国安，赖凯声，2016）。

还有些研究者致力于构建人格预测模型。由于不同人格类型的用户在社交网络媒体中经常使用的词汇不同，人们可以采用开源词汇技术（open-vocabulary technique），通过社交网络媒体中的词汇数据构建人格预测模型。例如，基于脸书用户信息中提取到的7亿条数据（包括单词、短语和话题）构建的自动化人格预测模型，具有较好的信度和外在效度（Park et al., 2013；Schwartz et al., 2013）。使用社交网络媒体中的点赞数据也可以开发类似的自动化预测模型。例如，使用脸书的用户点赞数据预测该用户的个性特征及其人口学属性，准确率比通过问卷调查的预测准确率还高，预测精度甚至可以与标准化的人格测试精度相媲美，准确率都达到了80%以上（Kosinski et al., 2013；Wu et al., 2015）。

杨紫嫣等人（2021）对2346名大学生的追踪研究发现，人们倾向于采用意义建构的方式应对公共卫生事件。他们的数据显示，被试在公共卫生事件时的意义建构倾向比公共卫生事件前后都强，这种意义建构使人们更加积极地看待公共卫生事件，使人们避免产生焦虑、抑郁与紧张的负性情绪体验，避免产生心理健康问题。

（二）社会公共管理中的应用

1. 医疗卫生公共领域中的应用

作为一种危机事件的公共卫生事件可能呈现跨地域的特点，应对跨地域的危机事件需要一个多地协同的机制。多地协同机制的有效运转离不开危机事件的数据整合与共享，唯有有效的数据整合与共享，才有多地联防联控的有效行动（洪一晨，张成福，2020）。2020年以来，全国大多数省份、自治区与直辖市与多家互联网企业合作，经过一段时间的探索，实现了互联、互通与互享（汤振华，刘琼，2020）。为公共卫生事件形势研判、防控以及后期的复工复产提供了有效的数据支持（洪一晨，张成福，2020）。

大数据还可以应用于医院的日常医疗活动中。在宁波市鄞州区，医生们可以通过实时数据交换的区域卫生信息平台实现GPP（Good Preparation Practice）管理，进行多科室、多专业的协同诊疗，还可以实现诸如分级诊疗与药品监管等医疗事项的线上管理（孙烨祥等，2020）。经历10余年的数据记录和平台的不断优化，宁波市鄞州区的医疗大数据平台的各类参数非常优质，已经做到了数据的互联、互通与互享（孙烨祥等，2020）。在此信息平台的基础上，他们还积极引进第三方技术力量，努力开展数据挖掘与数据资产管理维护的工作，产出了一系列的优秀成果。例如，在糖尿病、高血压和心血管疾病的大数据分析、可视化系统的基础上，形成了《鄞州区慢性病经济学分析报告》。宁波市鄞州区的医疗大数据平台的建设及大数据资产管理产出的成果对我国其他地区的医疗卫生行业，特别是对群众医疗健康管理、临床诊疗决策等工作具有较大的借鉴意义（孙烨祥等，2020；詹思怡等，2021）。

2. 交通管理中的应用

交通畅，则发展畅。目前，交通拥堵问题已然成为大城市病，利用基于大数据技术的智能交通管理系统可以极大地缓解拥堵问题，降低碳排放，推行绿色交通（韩轶，2021）。智能交通系统常常由多个子系统构成，一般包括电子交警、交通流量控制系统等，其海量数据采集主要依赖遍布各地的高清摄像头网络。智能交通管理系统有着广阔的应用场景，为日常交通监管和交通事故处理工作带来便利。例如，应用智能交通管理系统可以还原交通事故现场，可以快速识别相关车辆信息，为决策提供大量的数据支持。另外，利用交通流量控制系统，可以实时数据共享，推送到终端用户，实时地进行路线规划，提高通行效率，极大地缓解交通拥堵（韩轶，2021）。目前，北京市、天津市等城市已经广泛采用此类系统。

3. 舆情中的应用

突发事件是指突然发生、造成或可能造成严重的社会危害，需要采取应急处置措施予以应对的公共事件（胡智鹏等，2020）。网络舆情则是指由于各种事件的刺激而产生且通过互联网传播的人们对于该事件的所有认知、态度、情感和行为倾向的集合（吕朝辉，程子恒，2021）。当前，基于网络信息传播的实时性，人们正生活在突发事件频发的网络时代。突发事件的网络舆情演化是指"没有对事件源和次发生事件进行人工应急干扰的原扩散路径"（侯学慧，2019）。目前，应用大数据技术控制与引导网络舆情的发展是一个可行的操作。网络舆情传播的主要是突发事件的新闻报道以及与之相关的群众评价信息（吕朝辉，程子恒，2021）。大数据特别擅长采集与分析海量的数据，基于此，在网络舆情事件中，可以通过收集全网舆情数据事件的报道源头、网络评价关键字等多项信息进行分析并可视化；还可以借助文本情绪分析、用户画像分析等技术完整记录群众的情绪、人格以及社交互动网络等一系列数据，为决策者提供决策依据（侯学慧，2019）。

Chapter 4
第四章

健康与生命哲学的透视

中华文化源远流长、灿烂辉煌。在五千多年文明发展中孕育的中华优秀传统文化，积淀着中华民族最深沉的精神追求，代表着中华民族独特的精神标识，是中华民族生生不息、发展壮大的丰厚滋养，是中国特色社会主义植根的文化沃土，是当代中国发展的突出优势，对延续和发展中华文明、促进人类文明进步，发挥着重要作用（新华社，2017）。中国人独特的生命健康观是中华优秀传统文化的结晶。在当前公共卫生危机的情境下，中华优秀传统文化为应对危机提供了新的思路。

第一节　突发公共卫生事件下的生命教育

对待生命，我们应当始终保持敬畏之心。人是社会生命的存在，人的生命不仅属于个人，也属于社会。在公共卫生事件冲击下，积极感悟生命，重塑生命意义是生命教育的重要内容。

一、积极感悟生命

（一）敬畏生命和尊重生命

1. 尊重生命和自然规律

尊重生命、遵循自然规律、加强生态教育是新形势下生命教育的重要内容。人类历史上曾发生过多次大规模的传染病流行。我们不仅要从人类生命的角度来认识突发公共卫生事件，还要引导人们认识生命的本质，认识自然生命的致病因子、突发公共卫生事件及其与人类生命的可能关系。我们必须永远对自然保持敬畏。自然系统是由成千上万的生命组成的。一旦自然环境遭到破坏，人类的生命安全必将受到影响。

2. 人的生命属性

人的生命有三种属性，包括自然生命、社会生命和精神生命。从自然生命的角度看，自然生命包括宇宙中一切有生命的和精神的内容，即人的生命和自然环境中一切动植物的生命。自然生命教育内涵丰富，强调遵循自然规律；从社会生命的角度来看，生命教育的基本理念是个体通过与环境建立联系，学会与人相处，实现与社会的和谐共处；从精神生命的角度看，生命教育的核心理念是敬畏生命，充实生命，得到自身精神的净化和自我价值的提升。"真正的生命教育绝不是死记硬背生命常识和人体结构，也从不奢望每个人都成为有真知灼见、深谋远虑的思想家和周旋于各种社会关系中的社交家，而在于'促进灵魂的转向'，涵养人之精神生命为价值追求。"（杨晓萍等，2020）。

健康教育是生命教育的基础；社会生活通过生活和教育帮助我们获得尊重和欢迎，这是生命教育的广度和环境；精神生活通过对生命的体验、价值的引导和信仰的教育，对应着精神生活的意义和深度，是对生命教育的追寻。

（二）珍惜生命和热爱生命

1. 生命的价值

瞿秋白曾说："本来，生命只有一次，对于谁都是宝贵的。"这也激起人们对生命的无限思考——生命的有限性、崇高性、社会性和人文性。

生命属于个人，决定了人的幸福和感受；生命也影响到家庭和社会，是社会多样化、发展和进步的动力。在任何社会中，每个普通人都具有不可替代的价值。

健康生活是生命教育的起点。只有当人们懂得珍惜生命时，他们才能热爱生命、敬畏生命。

2. 热爱自己和他人的生命

生命因爱而美丽。关注他人的生命也反映了对自己生命的尊重。虽然突发公共卫生事件使个体生命处于风险中，但许多人仍然选择挺身而出，保护和治疗他人的健康，帮助他人摆脱生活困难，在生命之间表现出互助。人是社会的存在，人们的生活不仅属于个人，也属于社会。当其他人的生活遇到困难和需要帮助时，人们应该尽最大努力帮助和延长生命的价值。在关心他人生命的过程中，探索自己存在的价值和方向，对自己、他人和社会负责，让更多他人的生命受益。照顾生活就是培养对生活的责任感。只有具有对生命的责任感，才能更好地为国家和社会的建设服务。"每一个个体都有权利关心爱护自己的生命，都有权利维系自己生命的安全。然而每个人在拥有自己生命权利的同时，也要承担相应的义务和责任，珍视他人的生命健康，尽到自己的社会责任"（徐斯雄，何会宁，2020）。

二、重塑生活意义

（一）调整思维模式

1. 摆脱消极的反刍思维

思维反刍者的特点是反反复复思考负面事件的原因、过程和不良后果，关注消极感受且沉浸其中、不能自拔。例如，考试失利后，个别学生会整日整夜地想："我没用，太伤心了，完了。"甚至导致抑郁。有研究指出，思维反刍是导致抑郁症产生及复发的重要因素。这种思维主要表现为过度地、反复地思考坏事，放大消极面，不思考解决方法，更没有实际行动。

这种思维在突发公共卫生事件中可表现为夸大突发公共卫生事件的消极影响，如"我要失业了，今后的生活该怎么办""我不能顺利毕业了，完了""我患过此病，今后无法正常生活了"等；同时，不积极思考如何解决工作、学习和锻炼等问题。

2. 利用积极的反思思维

反思思维与消极反刍思维相反，指个体能够具体地思考坏事发生的具体原因，分析解决方法，并能够付诸行动。在突发公共卫生事件中，积极的反思思维包括四个步骤：

第一步，保持冷静，分析具体问题所在，如担心失业、感染，或无法忍受居家、工作学习效率低下，等等；

第二步，寻找有效的应对手段，如预防的有效方法，在家里娱乐、锻炼、工作的方法，目前可以完成的工作学习内容等；

第三步，思考如何从当下开始付诸行动；

第四步，思考在公共卫生事件中的自己学到什么，表现出哪些优点，如何将这些收获在未来进一步发扬光大。

积极的反思思维也可体现在朋友交流之中，即与朋友一起进行反思，或称"共同反思思维"。通常，找朋友谈谈遇到的痛苦和烦恼是有帮助的。但研究发现，朋友之间的倾诉具有两面性，具体表现为交流在增进友情的同时也会加深抑郁情绪。原因在于，朋友之间谈论痛苦时往往使用消极的共同反刍思维，即反反复复谈论痛苦本身，而忽略解决问题的具体方法；这样的倾诉使双方均获得了更多的负面信息，并进行消极的思考。因此，在面对突发公共卫生事件的时候，朋友之间应多谈论和交换积极信息，分析具体问题和解决方法，让交流变成积极的共同反思思维，家人间的交流也应如此。

总之，我们要把反复思考、关爱亲友的习惯与积极的反思思维结合起来，更有效地提高心理健康水平，应对突发公共卫生事件带来的各种问题。

（二）增强正性情绪体验

突发公共卫生事件中的群众每天面对负面信息会产生焦虑、紧张等情绪，患者在入院后存在强迫、敌对、偏执等情绪障碍（薛云珍等，2005），医护人员由于被感染的预期焦虑、隔离亲人等原因存在抑郁、恐惧等负性情绪（刘景红等，2004），这些严重影响了人们的心理健康。因此，减少人们的负性情绪，增加正性情绪和积极体验十分重要。

正性情绪是心理健康的重要组成部分，对于个体的适应和发展具有广泛的意义（郭小艳，王振宏，2007）。研究表明，人们可以通过感知和欣赏积极体验，如品味、感恩、心流体验、正念练习等方式提升正性情绪（段文杰，卜禾，2008），获得愉悦、放松的感受。这些感受可以与负性情绪产生抵消效应，有利于缓解内心的焦虑和紧张（Fredrickson et al.，2000）。

1. 利用品味

品味是人们引起、欣赏和增强积极体验的能力以及以这种能力为基础的加工过程（Bryant et al.，2007），是一种积极的情绪调节方式（Wood et al.，2003）。例如，细数祝福可以增强正性情绪（Langston，1999），构建积极经历的记忆可以维持积极感受（Bryant et al.，1991）。另外，品味会增强积极事件与正性情绪之间的关联强度（Jose et al.，2012）。例如，与他人分享自己因积极事件而体验到的快乐（即采用"与他人分享"的品味方式）可以增加个体的正性情绪（Langston C. A.，1994）和生活满意度（Gable et al.，2004），情绪外现（即采用"行为表达"的品味方式）可以放大个体对积极刺激的情感反应（Strack et al.，1988）。

可以参考一些具体的品味策略（见表4-1）（Bryant & Veroff，2007；郭丁荣，任俊等，2013），找到适合自己的方式以调节情绪。例如，同朋友分享自己浏览新闻时看到的温暖故事，将自己现在的处境同更坏的状况比较；和家人团聚、回忆过去的趣事或自己的成长经历等。总之，关注积极感受并将其放大，这有助于人们排解负性情绪，收获快乐和幸福（席居哲等，2022）。

表4-1 10种主要的品味策略及其分类

分类	主要品味策略
行为层面	同他人分享（Sharing with Others）：找到分享的对象，告诉他人你有多珍惜这一瞬间
	沉浸专注（Absorption）：不做思考，完全放松，只是停留在那一刻，沉浸在积极事件中
	行为表达（Behavioral Expression）：自然流露自己的积极情感，不做任何掩饰，比如欢呼雀跃、捧腹大笑
认知层面	对比（Comparing）：主要是向下比较，将自己现在的经历同自己之前或者别人更坏的状况做比较
	感知敏锐（Sensory-Perceptual Sharpening）：用意志努力，集中注意，隔离无关因素，通过增强感知来享受现在的美好时光
	记忆建构（Memory Building）：通过"心理图像"主动储存记忆片段，以利于未来的回想和与他人的分享
	自我激励（Self-Congratulation）：告诉自己很强大，可以给人留下深刻印象；提醒自己这一刻已经等了很久，要尽自己所能
	当下意识（Temporal Awareness）：提醒自己美好的时光稍纵即逝，要及时享受
	细数幸运（Counting Blessing）：珍惜自己所拥有的，告诉自己有多幸运
	避免扼杀愉悦的想法（Avoiding Kill-Joy Thinking）：在积极事件发生时，避免产生不相关或者这一积极事件本可以更好等扼杀愉悦的想法

2. 学会感恩

感恩也是积极体验的重要元素，通常包括觉察和记录感恩（感恩清单、感恩日记）、表达感恩（感谢信、感恩拜访）以及其他感恩活动（感恩图、感恩树）（Davis et al., 2016；Shankland & Rosset, 2017）。感恩练习可以帮助个体感知到他人的帮助，同他人建立友谊，形成社会网络（Fredrickson, 2001），进而获得正性情绪，提升幸福感并降低负性情绪。并且，这种积极作用可以持续较长时间（Seligman, 2005）。

突发公共卫生事件期间，应尽量避免感恩拜访等活动，但可以尝试其他感恩练习，如"三件好事"练习（每天记录下生活中的三件好事及其发生的原因）（王艳梅，2009），列感恩清单（回顾过去并写出你的一生中需要感谢的人或事）等。这有助于人们脱离消极视角，去乐观地生活，珍惜当下。

3. 体验心流

心流（flow）是个体被一种可控但具有挑战性的、需要相当技巧或内部动力的任务或活动所激发的最愉悦的主观状态（Nakamura & Csikszentmihalyi, 2009）。心流体验的频率与正性情绪和心理健康呈正相关（Hirao et al., 2012）。身处心流状态时，个体会有内在愉悦、注意力集中、忘我等特点。

心流的产生有三个条件：

①从事的活动有明确的目标，人们知道该做什么、该如何做；

②即时反馈，即人们可以判断自己是否需要改变；

③技能—挑战相平衡，活动具有一定难度，但不是遥不可及（Mihaly Csikszentmihalyi, 2009）。

三个条件具备的情况下，注意力开始凝聚，人们逐渐进入心无旁骛的状态，就有可能产生心流（陈欣，2014）。公众可以尝试此类活动，如下棋、写作、艺术创作等，通过增加心流体验来促进正性情绪的产生。

（三）体验和提升幸福感

1. 幸福感与主观幸福感

在这次公共卫生事件中，为什么有的人积极乐观，有的人愁容满面？究其原因，是人们的心理幸福感存在差异。幸福感是人类基于自身的满足感与安全感，主观产生的一系列欣喜与愉悦的情绪，它是一种高层次的复杂情绪体验，源于个体对自己生存状态的整体性评价（徐云，徐晨欣，2020）。其中，主观幸福感是衡量个体生活质量的重要指标，通常由生活满意度、积极情感的体验和消极情感的缺乏构成（Diener，2000），对个体的心理社会适应具有重要意义（吴君杰，黄挚靖，丁琳洁，2022）。

主观幸福感的人格与环境交互理论认为，人格特质可能会同外部因素共同影响主观幸福感（Diener et al.，1999）。积极心理资本作为个体在发展过程中展现的积极心理特质，是心理健康的重要预测源（王建坤等，2018），高心理资本个体对公共卫生事件的恐慌情绪相对较少（Mubarak et al.，2021）。此外，压力易损假说认为，个体心理适应会受情绪状态的影响（Li et al.，2012），如焦虑、抑郁和压力会导致主观幸福感降低（姜晓文等，2018）。

还有研究发现，个体报告的日常烦心事越多，感受到的主观幸福感水平越低，而高心理资本水平的个体压力、抑郁和焦虑等症状越轻，体验到的幸福感水平越高，这与之前的研究结果一致（Graf et al.，2016；Avey et al.，2011）。此外，日常烦心事与压力、焦虑维度存在正相关关系，即个体的烦心事水平越高，体验到的心理症状越严重。强度中心性分析显示压力、抑郁和焦虑具有较高的中心性，表明网络中心理症状的重要程度高于其他因素。这提示心理症状不仅与主观幸福感存在直接相关，还可能是人格因素（如心理资本）和环境因素（如日常烦心事）与主观幸福感之间联系的重要"桥梁"（吴君杰等，2022）。

2. 如何提升幸福感

近两年受公共卫生事件持续影响，人们的正常生活秩序被打乱，社会心态也出现分化和多样化现象。面对公共卫生事件防控常态化的社会形势，培育积极的社会心态不仅是防控工作的重要保障，更是走上新征程的时代呼唤。社会心态源于个体心理，又以整体的形态存在，提升幸福感将有助于良好社会心态的培育。具体可以从以下三个方面着手。

（1）提升居民抗击公共卫生事件的信心和心理预期

主要通过制度的建设与完善实现。例如，完善公共卫生事件防控应急制度体系，强化预防管理、组织协调和应急响应，实现常态和应急制度化衔接。再如，健全统一的应急物资保障体系，建立高效安全可控应急物资供应保障网。强化风险预警和监测平台建设，完善风险预警系统；加强应急预案体系建设，完善包括政府预案、部门预案、企事业单位预案、社区预案等构成的预案体系等。

（2）推进社会参与提升价值获得感和群众幸福感

突发公共卫生事件发生以来，社会组织、志愿者群体等深入一线，提高了公共卫生事件防控工作的效率，同时增强了群众的价值获得感和幸福感。

（3）营造增强居民获得感的高质量发展环境

第一，以稳妥推进生产生活秩序常态化为重心，做到精准防控。要以便于居民生活为原则，优化防控措施，做好常态化防控应急预案和实施方案，避免基层防控政策一刀切和层层加码。尊重防控工作的规律性、有效性，科学精准推进常态化防控，确保居民生产生活秩序常态化。

第二，加大政策支持力度，有序推进复工复产。通过积极的财政政策及消费刺激政策等，推动服务业和旅游业持续复苏，带动就业和消费。另外，加大对劳动密集型企业和中小微企业的扶持力度；同时推进平台经济等新业态发展，增强吸纳就业能力（樊红敏等，2021）。

（四）积极乐观地面对未来

1. 乐观的意义

乐观，是我们每个人都可以贡献的有价值的力量。心理学的很多研究发现，乐观以增强人体的免疫力，帮我们更好地抵抗疾病入侵（吴卫，2004）。人类体验积极情绪的能力，在进化过程中具有一定的积极意义，这一观点已有初步证据。情绪与癌症、艾滋病（AIDS）、心血管疾病和自身免疫性疾病的发生或发展密切相关（胡书威等，2022）。最近，研究人员通过监测免疫系统和内分泌系统，向被试呈现气味和情绪图片等令人愉快的刺激，考察由令人愉快的刺激引起的特定生理反应。结果表明，情绪愉快导致分泌型免疫球蛋白 A 升高，唾液皮质醇水平降低（李小园等，2021）。

2. 如何保持乐观

（1）探索积极的自我

通过自我反思，探索突发公共卫生事件暴发以来自我出现的积极变化，比如相关知识的储备增加、与家人的关系更加密切等；用欣赏的目光看待自我，发现自我存在的价值；通过成就回顾，发现自己在突发公共卫生事件期间，在生活、工作、学习等方面取得的成就，体验来自不同方面的效能，提升积极的自我体验。

（2）体验他人的支持

在突发公共卫生事件下，多与家人沟通，利用网络与亲朋好友进行交流，分享自己的观点，合理表达自己的情绪。一方面，可以帮助我们体验来自亲朋好友的关爱，提升自我价值感，增强突发公共卫生事件下的抗挫折能力；另一方面，也可以让我们从他人处获得启发，重新审视自己对突发公共卫生事件本身、对自我、对他人乃至对世界的看法，获得更多的应对措施，实现积极的变化。

（3）重塑信心和希望

突发公共卫生事件期间，多关注事件的积极面，看看一线救援人员的英雄事迹，听听突发公共卫生事件援助中的感人故事，感受"一方有难，八方支援"的情怀，坚定信心，看到希望。保持有序的生活节奏，逐渐恢复工作、学习状态。从生活、工作、学习中发现希望，助于我们在困境中实现积极的成长。

（4）保持乐观的心态

保持乐观的心态来看待突发公共卫生事件及其周遭的一切，积极接纳并适应突发公共卫生事件下的慢生活节奏，视此次突发公共卫生事件为思考、规划人生以及提升自我的契机。

第二节　文化与健康

不同文化衍生不同的健康观念，在应对突发公共卫生事件时，也有不同的应对模式。

一、中国文化中的健康元素

（一）健康促进理论和原则

1. 中医的整体模式

中医学源自博大精深的中华优秀传统文化，深受中国古代哲学思想的影响。《灵枢·岁露篇》有载："人与天地相参也，与日月相应也。"这种"天人合一"的观念深刻地影响了中医的整体观念。"五行"学说最早见于《尚书·洪范》，这是古人了解世界万物，揭示其内在联系的一种观点。中医以五行关系为基础，将人体脏器类比纳入系统，说明人体脏器之间、人与自然之间的关系。《素问·宝命全形论》云："人之有形，不离阴阳。"

"天人合一"的整体健康观从人们的日常生活（包含情感、工作、饮食等）、心理、社会和自然环境等多个层面，对个体进行有效干预，做到病前预防、病后防变。"整体"又可分为整个宇宙和人体的小整体，整体概念理论具有中西医结合要求的人与外界环境的统一、人体内各种生物的整合以及个体生理和心理的整合（赵媚，杜晓泉，2017）。

2. 儒家中庸之道的模式

儒家的"中庸"之道，主要有"过犹不及""和"甚至"权变"之意，其中"过犹不及"是孔子中庸思想的理论核心（邵爱国，朱永新，2005）。概括起来，有以下四个原则。

（1）适度原则

孔子认为，"过"与"不及"这两个极端，其后果均非最佳状态；同时，他将适度或"无过无不及"看作一种最佳状态，即"中庸"。孔子据此提出了保持"中"的界限及超出这个界限而引起的转变，这种思想完整地反映了辩证法中质、量、度的相互关系，是人类认识事物的一大进步（徐亚军，2015）。

（2）整体原则

"和"的本义是"执两用中"。"和"是处理人与人之间关系的一个基本准则，即人与社会、与自然和谐相处，这就是"和谐"的社会效应，孔子的"和谐"主要用于处理复杂的社会关系，尽管它源自"执其两端"，但它是一种更高层次的"执两用中"的方法，也就是说"执多用中"是一个处理社会关系的方法（何香枝，1998）。

（3）和谐原则

衡量"中"的最终标准是"和"，后者是中庸要达到的目标和追求的境界。中庸思想的形成与和谐观念的发展密切相关，天地和谐是中庸思想的内在追求。在万物和谐统一的表面状态下，必然存在着中庸之道的理性精神，所以它们是相互联系、相互依存的（邵爱国，朱永新，2005）。

（4）和而不同

"以和为贵"主张不同事物、不同见解的和诸统一，君子以道义为原则，能虚心听取别人的忠言，热心纠正他人的错误意见，重公尚义，从而求得和诸一致（徐亚军，2015）。

上述四个原则是相互关联的，而和谐是终极目标。从哲学的角度看，和谐是质与量的统一。事物只有在"度"的范围内才能和谐，换句话说，和谐是"无过犹不及"的真正体现。同时，和谐不是孤立事物的和谐，而是系统内部的和谐或根本的和谐。和谐是人与自身、人与环境的和谐。与自己和谐是保持稳定的心理状态，要做到这一点，个人必须能够控制自己的情绪；与人和谐意味着个人应该有良好的人际关系，为了实现人际关系的和谐，一个人必须先被他人接受。此外，他必须愿意善待他人，并有能力爱他人。

孔子的中庸思想已有两千多年的历史，每一个研究中华优秀传统文化的学者都不能忽视它。中庸被认为是折衷主义和保守主义，但随着对传统文化和儒家思想的反思，自20世纪80年代以来，学者们给予了"中庸"应有的文化地位。

中庸之道是儒家文化的核心。中庸思想是孔子思想的基础，在儒家思想中占有重要地位。柳诒徵指出，"儒家之道，具于六经……其说最高的是中庸"。庄泽宣也认为，"中国儒家学说的根本思想便在中庸之道"。何小青在《论"中庸之道"的新伦理价值》中评价："中庸之道是孔子的世界观、方法论及待人接物的基本道德和原则，也是儒家思想的核心和精髓。总之，'中庸'是儒家思想皇冠上的一颗明珠，是儒家思想纯青之火下锻造出的一件利器，是儒家修身的至极。"

中庸之道是中华文化的核心。戴逸认为，在中国文化中值得注意的几个概念中，"首先是儒家的中庸"。中庸是中国文化性格的核心，是中国人的灵魂。肖安平在《中庸思想合理因素刍议》中也认为，"中庸思想是中华优秀传统文化中的重要内容，它具备着丰富的文化内涵和深厚的华夏文化底蕴"。

3. 道家性命全修模式

道家思想提出道德修养与养生的联系，强调道德修养是健康长寿的前提。一些道家经典甚至直接把美德作为治疗疾病和强身健体的处方。如道教经典《崇百药》中就将"行宽心和""救祸济难""尊奉老者""内修孝悌""清廉守分""好生恶杀""廉洁忠信"等美德善行奉为有益于身心健康的良药。《抱朴子养生论》中则揭示了欺诈、争斗等不良行为对身心健康的危害。

宋元时期，以张伯端为代表的金丹学派倡导的内丹术，充分体现了身体、心理、精神三者相互联系、相互作用的整体养生观。张伯端在《悟真篇·序》中提出，"命之不存，性将焉存？"其意为生活是心性的载体，必须有一个可以良好生活的身体为基础，可以寻求心性和修习，心性的修习与性命同样重要，只有淡泊名利、宁静欲望、没有欺骗、与人为善，才可以进入平静而理想的修养状态（吕锡琛，陈明，2009）。

现代科学研究结果表明，人的精神和心理状态与人体内分泌系统是相互制约的，内分泌系统直接制约着人体的健康。因此，善良、坦荡、淡泊名利的人，会有一种快乐、自我肯定和满足的健康心态。这种心态有利于提高机体的免疫力。

4. 禅宗明心见性模式

明心见性，即认识自己，是个体从事养生活动的关键。明心见性之"心"指人人所具有的见闻觉知，"性"则是指平等法性，即人与天地万物所同具之理。明心见性阐述了成佛的道理，也阐释了养生保健、强身健体的道理。明心见性强调澄清世俗之尘对个体内心的蒙蔽，恢复个体对自我本性的认识和体验，以显现般若智慧，保证身体不受邪气所侵蚀。

5. 个体与自然环境和谐模式

根据儒家思想，一个有道德的人，遵循社会行为规范，保持和谐的人际关系，是心理健康的人。人要"克己复礼"，"克己"是指自我克制，强调中庸；"复礼"是指注重个人道德修养，符合社会规范。由此可见，儒家思想强调与人、与社会的和谐，并将其与个人修养、修养相结合（童明，赵培荣，2004）。

中医养生文化也强调人与自然、人与社会关系的和谐。《黄帝内经》有载："夫百病之始也，皆生于风雨寒暑、阴阳喜怒、饮食居处"；并提出"心者，五脏六腑之主也……，故悲哀忧愁则心动，心动则五脏动摇"的情绪致病观。

在心理健康方面，中医强调修身养性，《黄帝内经·灵枢·本神》指出："智者之养生也，必须四时而适寒暑，和喜怒而安居处，节阴阳而调刚柔，如是，则辟邪不至，长生久视"。可以看出，我国优秀传统文化以人与自然关系、人与社会的和谐为健康心理的基本标准。

（二）中医的健康理论

1. 中医的健康内涵

中医将健康状态定义为"阴阳和谐""形神合一""天人合一"的最佳个体功能状态。健康的人是阴阳动态平衡的有机整体，其主要生理特征是阴阳相互作用、平衡和谐，脏腑相互制约。

"天人合一"是人与自然和谐相处的一种状态，人要顺应自然。我们需要认识个体差异，因为先天禀赋是人性的基础；只有清楚地认识不同性别、年龄人群的个体差异，才能顺应个体的生理特征，采取个性化措施。地理环境、气候环境对健康也有巨大影响，社会环境刺激也可导致精神障碍、脏腑气血紊乱，从而影响人们的健康；顺应自然环境和社会环境，对保持人体健康同样具有重大意义（李灿东等，2019）。

2. 中医的健康认知

中医关于健康认知的理论源于《黄帝内经》。《素问·第五篇阴阳应象大论》中"善诊者，察色按脉，先别阴阳"是对人体状态判断的总纲，《素问·生气通天论》所言"阴平阳秘，精神乃治"，是中医对健康的整体概括。中医"平人"指阴阳平衡、气血脏腑调和之人，即健康之人。

健康不是一种静态，也不是一种固定的状态，而是一个有限的、不断变化的过程，即"阴平阳秘"。这一过程还包含各种可能导致不健康状况的潜在因素。健康是一种动态的、发展良好的状态，其特点是身体、心理和社会潜力能够满足年龄、文化和个人责任等生活需要。如果身体、精神和社会潜力不足以满足这些需求，就很容易生病。

"病前预防、病后防变、愈后防复发"的传统思想反映了中医关注全身变化而非特定疾病状态的动态过程，"状态"是中医健康意识的逻辑起点。在以往关于中西医健康知识研究的基础上，《中医药现状》强调："状态是理解中医健康的逻辑起点，对状态的完整、动态和个性化理解是保持健康的关键。"状态包括疾病、综合征、体质、病理生理特征等。任何复杂状态都可以用三个基本元素来描述：位置、性质和程度。状态是对特定阶段的健康状态和人类生活状态的概括。它是整体与局部、功能与结构、时间与空间的统一。

3. 中医的健康管理

（1）中医健康管理的内涵

中医健康管理是指在中医理论指导下的健康管理服务，其理论基础包括中医理论、现代医学理论、系统科学理论、系统生物学理论等。

（2）中医健康管理的目标

中医健康管理的目标是在中医"治未病"理论的指导下，通过状态识别、风险预警、调理干预和评价反馈，实现"未病先防、既病防变、病后防复"的目标。

（3）中医健康管理的特点

中医健康管理不同于一般意义上的"养生"或西医的健康管理，主要体现在以下三点。

首先，把生命和健康放在天地之间。中医健康管理认为，人不是孤立的有机体，生命与健康应该放在"天地"之间。"天"主要由五行六气、季节和节气状况、气候特征、自然灾害、天文现象等组成；"地"主要包括区域土壤、植被、土壤、水源等。中医理论的整体概念决定了中医健康管理不仅要考虑人体内部因素，还要认识外部环境变化对健康的影响。

其次，强调时间与空间的统一。健康首先是一个时间概念，中医生命观和健康观强调生命发展周期对健康的影响。《黄帝内经》将人体的生命发育周期定义为男性8年、女性7年，说明了每个周期的健康状态特点。

最后，注重个性化。现代医学的常规治疗方法往往把重点放在"疾病"上，而忽略了"病人"。同时，诊断和临床治疗过程通常强调诊断、治疗和过程的标准化，以及慢性病预防、健康保护和"疾病预防"领域的同质化。中医辨证思想强调"因人、因时、因地制宜"。因人而异的识别是中医药健康管理的一个重要特征，包括状态识别、干预机制和效果评估。

二、具有现代意义的大健康观

（一）健康的定义与内涵

1. 健康的定义

百度百科对健康的定义如下："健康是指一个人在身体、精神和社会等方面都处于良好的状态。健康包括两个方面的内容：一是主要脏器无疾病，身体形态发育良好，体形均匀，人体各系统具有良好的生理功能，有较强的身体活动能力和劳动能力，这是对健康最基本的要求；二是对疾病的抵抗能力较强，能够适应环境变化，各种生理刺激以及致病因素对身体的作用。"传统的健康观是"无病即健康"，现代人的健康观是整体健康，世界卫生组织提出："健康不仅是没有疾病和虚弱的状态。健康是一种在身体上、心理上和社会上的完满状态。"因此，"现代人的健康内容包括：躯体健康、心理健康、心灵健康、社会健康、智力健康、道德健康、环境健康等。健康是人的基本权利。健康是人生的第一财富。"

2. 健康内涵的演变

"健康"的观念是随着人类发展和社会进步不断丰富和发展的。在20世纪以前，人们普遍认为疾病的起因是致病微生物；因此，健康被认为是病原微生物和人体之间的平衡。"没有疾病就是健康"的健康观，长时间占据主导地位。

20世纪后，人们开始逐步认识到疾病原因的复杂性，"健康"的内涵也相应扩展到社会因素、心理因素和行为因素（Tomatis，2001）。1948年世界卫生组织界定了一个整体健康观的定义，即"健康不仅为疾病或虚弱之消除，而系体格、精神与社会之完全健康状态"。1977年，世界卫生组织在第30届世界卫生大会上提出了"到2000年人人健康"的全球卫生目标，其内涵是"到2000年，所有国家的所有人都能达到身体、心理和社会适应能力的健康水平"。 同年，《科学》杂志上发表了一篇题为《需要新的医学模式：生物医学的挑战》的文章，认为除了生物因素外，社会和心理因素也会影响疾病的发生和处理，因此，著名的"生物—心理—社会医学模式"诞生了。世界卫生组织在1986年的《渥太华宪章》中提出，"健康是一种个体实现愿望和满足需要以及与环境相适应的能力"。 人类生活在一个复杂的社会环境中。个人得失、前途与荣誉、人际关系、家庭利益、生活环境等都会影响个体的心理和精神健康，甚至身体健康。

从心理健康对整体健康的重要作用出发，赵驰和茌苒（2015）提出了对健康观的一项新认识，即"健康是心理调适能力在心理上、躯体上和社会适应性上的一种完善状态，心理、精神健康是整体健康的核心"。该定义强调心理健康是新健康概念的首要因素，心理适应能力是心理健康的核心；诠释了积极的心理调适能力和良好的社会适应性是个体达到整体健康的真谛。这一健康观的确立，将心理健康对整体健康的影响放到最为重要的位置上，有利于唤醒通过心理和精神适应能力的调整来预防疾病和维护健康的认知。

（二）大健康观

1. 大健康观的提出

"大健康"的概念在 1991 年首次出现，习近平总书记在 2016 年全国健康大会上提出要"树立大卫生、大健康的观念，把以治病为中心转变为以人民健康为中心"。之后"大健康"的概念在全国范围内广泛传播。大健康关注基本生活需求、健康、预期寿命、疾病和死亡，关注影响健康的风险因素，解决大规模和长期的健康问题，大力支持国家卫生建设，目标是全面覆盖的卫生服务、高质量、公平和有可持续性的。

2. 大健康观的核心

习近平总书记在讲话中，将国际社会关于健康定义的共识与中国国情结合起来，形成了现代意义上的全球健康观，强调了"关注人民健康"的改革方向，为今后的工作指明了方向。从健康社会学的角度来看，习近平总书记的讲话包含两层含义：一是将大卫生和大健康作为两个不同、相关和亟待建立的概念；二是与学者们提出的广义大健康相比，总书记提出的大健康可以理解为一个更加务实的"狭义的"概念，即（广义）大健康 =（狭义）大健康 +（狭义）大卫生。

从广义和狭义上高度重视"大健康"的概念，是习近平总书记讲话的第二层含义，即"把以治病为中心转变为以人民健康为中心"。"治病"和"人民健康"是两个完全不同的概念，侧重于治疗的"传统健康概念"只是一个局部概念。

三、文化差异与健康选择

（一）危机下的选择

不同国家和地区在文明习惯、经济发展水平和社会治理水平上存在的差异，也会影响公共卫生事件中的健康决策。

1. 以人为本

中国自古以来就是一个以人为本的社会，以人为本的人文主义精神是中华文化中最核心的要素（黄玉顺，2020）。《论语》中指出，"未能事人，焉能事鬼""未知生，焉知死"。中华文明反对盲目崇拜鬼神，而是把主要精力和资源放在现实世界的人身上。这种哲学使中华文明成为世界上最具人性的文明之一。在面对突发公共卫生事件时，为人的生命牺牲一些个人权利和自由是合理的。

2. 集体主义

集体主义是中华文明的重要特征。它起源于对组织严密的农业社会的需要，以应对自然灾害和外来入侵。中国统一的悠久历史也为集体主义的实践提供了广阔的舞台，统一的历史进程促进了集体主义的发展。而在西方，个人自由和独创性比协调和服从更重要（Hajikhameneh & Kimbrough，2019）。

中国的集体主义价值观植根于中华文明的血液中，而不是由政治制度决定的。因此，在政府的组织和协调下，几乎所有中国人都自觉、自愿在家中隔离，来自全国各地的医务人员志愿支援一线。在应对突发公共卫生事件的过程中，政府的积极干预和积极行动，以及群众的积极参与和合作，是应对公共卫生紧急情况的必要条件。

3. 和谐哲学与生命哲学

中国传统政治文化注重秩序以及以秩序为基础的和谐（谢霄男，2012）。中国人追求的是和谐，是个人对集体的自动配合，是个人对整体利益的自动对标（张家栋，2020）。中西方的差异是不同文化逻辑的结果。越是面对生死的考验，就越能揭示不同文明的内核和精神内涵。

公共卫生事件的突然出现，不仅对人类生命和公共健康构成重大威胁，还严重损害和制约经济发展和公共自由权利，导致人类生命与经济发展之间的强烈矛盾，使"尊重生命"这个从古至今一贯被重视的道德原则，同时受到了严重的挑战。对预防和控制突发公共卫生事件的价值选择和响应直接反映了真实的生命态度，凸显了在突发公共卫生事件防控中"尊重生命"的实际行动。

中国传统社会思想家的生命思想是一种以感性和体验为核心的人文主义关怀。当生命与其他道德观念发生冲突时，生命第一是人的固有观念。因此，在生命与自由、生命与经济发展之间，一个合理的道德选择就是生命优先。"尊重生命"具有强烈的伦理效应。如果把"尊重生命"作为一种取向和价值原则，直接决定了人们是否形成"以人为本"的道德共识和命运共同体，以及人们能否在道德困境和复杂冲突中找到价值选择的根本方向。

（二）中国文化与危机治理

当今，随着全球化程度的不断深化，中华文化的国际影响力也日渐扩大，文化是社会治理体系的内在构成要素，中华文化在危机治理中的作用也必将在国际舞台上得到充分展现。

1. 危机治理的主要维度

（1）权力距离

权力距离是指一个社会、组织或机构中最弱势的成员接受不平等权力分配的程度。霍夫斯泰德的研究表明，在权力距离很大的国家，人们的行为也会表现出很大的差异（于一可，2011）。然而，在权力距离较小、社会等级差别不大的国家和民族中，组织机构的层级分化主要基于管理的便捷性，大多为扁平化管理机构，倾向于自下而上地决策。

（2）不确定性规避

不确定性规避是指社会对不确定性和模糊情况的恐惧程度，以及通过措施和制度消除这些不确定性和模糊情况的倾向，不确定性规避指数（Uncertainty Avoidance Index，UAI）反映了该倾向的程度。霍夫斯泰德的调查表明，不同民族文化对不确定性的回避倾向存在很大差异（谢小莉，2021）。具有高度不确定性规避的民族将生活中的未知和不确定性视为敌人，并想尽一切办法去规避，而具有较低不确定性规避的民族则善于以冷静的态度去接受。

（3）个人主义与集体主义

个人主义社会是指每个人都重视自己的价值和需求，依靠个人努力寻求自身利益的松散的社会组织结构。集体主义社会指的是一种紧密联系的社会组织，在这种社会组织中，人们通常被分为"群体内"和"群体外"，并期望被"群体内"的人照顾，同时对群体保持绝对的忠诚。

（4）男性化和女性化

男性化是指男性和女性的性别角色有明显区别，男人自信、强壮、注重物质成就，而女人谦虚、温柔、关心生活质量；女性化指的是男性和女性角色重叠，即男性和女性都对生活质量关注，并表现出谦虚、尊重和关心的品质。一个社会可以通过男性化/女性化特征判断传统或开明的取向。男性化社会以更传统和保守的方式定义性别角色，而女性化社会对男性和女性在工作场所和家庭中扮演的角色采取了更开明的观点。此外，男性社会价值观决定行为和获取财富；女性文化重视人际关系、关心他人以及家庭生活和工作之间的平衡。

（5）长期导向与短期导向

长期导向和短期导向反映了一个国家对长期利益和短期利益的价值观，表明一个社会的决定是受传统和过去事件的影响更大，还是受当前和未来事件的影响更大。长期导向强调节俭和毅力，耐心和努力实现目标与强大的意志力；短期导向强调个人自律、尊重传统、眼前利益和社会责任。

2. 充分发挥中国文化的心理优势

（1）集体主义推动全民参与

在个人主义和集体主义理论中，个人主义指数较高的国家的主流价值观强调个性和独立性，自我意识比集体意识更受尊重，个人隐私更重要，人们更关注个人权益；在个人主义指数较低的国家，社会更加注重人与人之间的相互依存和合作，更加注重集体目标的实现和凝聚力，当个人利益与集体利益发生冲突时，人们通常首先选择保护集体利益。

中国的个人主义指数较低，这意味着人们有很强的集体意识。在发生突发公共事件时，群众能够积极响应号召，把集体利益放在首位。这种以集体利益为重的文化特质在中国应对重大危机事件的过程中得到了体现。

（2）不确定性规避程度提高带来精准防控

一种文化的不确定性规避指数越高，其成员就越愿意采取措施应对不确定性，以减少它带来的焦虑和恐惧。因此，在与大规模流行病斗争时，需要消除一些不确定因素，与世界上大多数国家相比，中国的不确定性厌恶指数也较低，如表4-2所示。这意味着中国文化成员对未知有着极大的容忍度和容忍度，并倾向于在面对未知时，对不断变化做出反应。

表4-2　不同国家和地区不确定性规避程度指数表

国家名称	不确定性规避指数（UAI）
法国	82
意大利	35
美国	−87
中国	−155

（3）长期导向生发无惧短痛的魄力

短期导向和长期导向维度侧重于文化成员在追求长期利益时的容忍度。长期导向文化支持节俭和坚韧，捍卫履行职责，避免冲突，尊重和谐，注重维护社会秩序和长远利益。短期导向文化更注重短期利益的实现，不回避冲突和竞争，以快速实现价值为目标。中国是一个典型的长期导向国家，其长期导向指数远高于其他国家（谢晓丽，2021）。

参考文献

［1］敖玲敏，吕厚超，黄希庭．社会情绪选择理论概述［J］．心理科学进展，2011（2）：217-223.

［2］《新型冠状病毒感染的肺炎疫情下心理健康指导手册》编委会．新型冠状病毒感染的肺炎疫情下心理健康指导手册［M］．西安：陕西师范大学出版总社，2020.

［3］蔡冬松，余小茹，辛立艳．面向公共危机决策的信息管理机制研究［J］．图书情报工作，2014，58（14）：49-58，48.

［4］蔡静．公共危机中的心理需求与流言传播［J］．当代传播，2011（4）：26-28.

［5］操静，温敏，石义容，等．新型冠状病毒肺炎患者焦虑抑郁及影响因素调查［J］．护理学杂志，2020，35（9）：15-17.

［6］曹文洁，刘杰，张本龚．大数据与人工智能技术在COVID-19疫情防控中的应用分析［J］．武汉纺织大学学报，2021，34（1）：10-14.

［7］曹志冬，曾大军，张清鹏，等．新冠肺炎疫情的复杂性特征与分析研判［J］．中国科学基金，2020，34（6）：675-682.

［8］常祥文，陈杨，李阳阳，等．新冠肺炎疫情对成瘾行为的影响及防控

建议［J］.中国药物依赖性杂志，2020，29（2）：81-86，92.

［9］陈宝坤，杨侠，刘瑛，等．心理危机干预方法研究进展［J］.精神医学杂志，2014，27（6）：470-472.

［10］陈浩，乐国安，李萌，等．计算社会科学：社会科学与信息科学的共同机遇［J］.西南大学学报（社会科学版），2013，39（3）：87-93.

［11］陈静．哀伤还是抑郁——解读弗洛伊德的《哀伤与抑郁》［J］.医学与哲学，2015（8）：38-41.

［12］陈维樑，钟莠菊．哀伤心理咨询：理论与实务［M］.北京：中国轻工业出版社，2006.

［13］陈伟.《促进大数据发展行动纲要》解读［J］.中国信息化，2015，10，11-14.

［14］陈伟．疫情防控实践中的大数据体系建设［J］.人民论坛，2020（8）：52-53.

［15］陈小芳，臧黎慧，周慧，等．苏州工业园区居民睡眠状况与高血压关系的现况研究［J］.现代预防医学，2019，46（23）：168-172.

［16］陈欣．心流体验及其研究现状［J］.江苏师范大学学报（哲学社会科学版），2014（5）：150-155.

［17］陈雪峰，傅小兰．抗击疫情凸显社会心理服务体系建设刻不容缓［J］.中国科学院院刊，2020，35（3）：256-263.

［18］陈雪峰，王日出，刘正奎．灾后心理援助的组织与实施［J］.心理科学进展，2009，17（3）：499-504.

［19］成军．在故事中成长——叙事疗法在中学心理治疗中的作用和运用［J］.中学教学参考，2012（21）：116.

［20］仇妙芹．新型冠状病毒肺炎疫情下公众的心理应激反应及对策［J］.探求，2020（3）：42-48.

［21］邓晶艳．基于大数据的大学生日常思想政治教育创新研究［D］.贵

州：贵州师范大学，2021.

［22］丁波涛.人工智能时代的疫情信息管理：挑战与变革［J］.图书情报知识，2020（6）：109-116.

［23］丁波涛.疫情防控中的大数据应用伦理问题研究［J］.情报理论与实践，2020，1-9.

［24］董平，倪照军，赵康卿，等.新型冠状病毒肺炎疫情期间民众抑郁状况调查［J］.中国心理卫生杂志，2020，4（8）：710-714.

［25］董青岭.新冠疫情与大数据：迈向人工智能时代的安全治理［J］.国际政治研究，2020，41（3）：147-153.

［26］董尹，刘千里，宋继伟.弱信号研究综述：概念、方法和工具［J］.情报理论与实践，2018，41（10）：151-158.

［27］董颖红，陈浩，赖凯声，等.微博客基本社会情绪的测量及效度检验［J］.心理科学，2015，38（5）：1141-1146.

［28］段文杰，卜禾.积极心理干预是"新瓶装旧酒"吗？［J］.心理科学进展，2018（10）：1831-1843.

［29］杜江，范妮，赵敏，等.新冠肺炎疫情期间物质使用与成瘾行为相关障碍防治专家共识（建议）［J］.中国药物滥用防治杂志，2021，27（1）：1-5.

［30］杜圣东.大数据智能核心技术入门：从大数据到人工智能［M］.北京：电子工业出版社，2019.

［31］方芳.疫情之"危"凸显数字经济之"机"［J］.人民论坛，2020，000（15）：11-13.

［32］费医，吴日岚，许红.囤积、手机、洁癖：强迫症的三大分身（二）［J］.食品与生活，2019（10）：68-69.

［33］冯虹，徐富明，于鹏.大学生的非典压力和应对策略研究［J］.天津师范大学学报（社会科学版），2003，30（5）：75-80.

［34］冯世艳，邵冰，陈晓红，等.哈尔滨市接受抗病毒治疗艾滋病病毒感染者/患者睡眠障碍和焦虑及抑郁发生情况［J］.中国病毒病杂志，2018，8（5）：364-369.

［35］冯正直，柳雪荣，陈志毅.新冠肺炎疫情期间公众心理问题特点分析［J］.西南大学学报（社会科学版），2020，46（4）：109-115，195.

［36］冯芷艳，郭迅华，曾大军，等.大数据背景下商务管理研究若干前沿课题［J］.管理科学学报，2013，16（1）：1-9.

［37］付芳，伍新春，臧伟伟，等.自然灾难后不同阶段的心理干预［J］.华南师范大学学报（社会科学版），2009（3）：115-120.

［38］傅华，高俊岭.健康是一种状态，更是一种资源——对 WHO 有关健康概念的认识和解读［J］.中国健康教育，2013，29（1）：3-4.

［39］高洁，王海燕，李森，等.重大疫情下的快速心理调节方法研究进展［J］.保健医学研究与实践，2020，17（2）：1-5.

［40］高景宏，翟运开，李明原，等.精准医疗领域健康医疗大数据处理的研究现状［J］.中国医院管理，2021，41（5）：8-13.

［41］高翔.浅析民航应急管理心理服务体系的构建［J］.民航管理，2020，354（4）：96-98.

［42］高欣，毕清泉，洪静芳，等.接纳与承诺疗法在慢性病中的应用现状及展望［J］.中国全科医学，2015，18（26）：3253-3256.

［43］高旭，张圣柱，杨国梁，等.风险沟通研究进展综述［J］.中国安全生产科学技术，2011，7（5）：148-152.

［44］顾肃.大数据与认知、思维和决策方式的变革［J］.厦门大学学报（哲学社会科学版），2021（2）：34-43.

［45］国家卫生健康委员会疾病预防控制局.应对新型冠状病毒肺炎疫情心理调适指南［M］.北京：人民卫生出版社，2020.

［46］郭丁荣，任俊，张振新，Fred B. Bryant.品味：主动用心地感受积极

体验［J］.心理科学进展，2013（7）：1262-1271.

［47］郭小艳，王振宏.积极情绪的概念、功能与意义［J］.心理科学进展，2007（5）：810-815.

［48］樊红敏，岳磊，梁思源.疫情防控背景下河南省居民获得感幸福感安全感调查分析［N］.河南日报，2021（10）.

［49］韩布新.抗疫心理援助联动机制［J］.心理与行为研究，2020，18（6）：722-723.

［50］韩轶.基于大数据技术的智能交通管理模式探析［J］.黑龙江交通科技，2021，44（5）：163-164.

［51］韩芳，金莹莹，王晓霜，等.CT影像数据存储与传输现状及新型冠状病毒肺炎疫情下的对策［J］.中国医学计算机成像杂志，2020，26（5）：491-495.

［52］郝春宇.第四范式对社会科学研究的方法论意义［D］.哈尔滨：哈尔滨工业大学，2015.

［53］何琪.抗疫中的心理安全防线：从构筑到发力［J］.党政论坛，2020（7）：49-51.

［54］何香枝.简论孔子的"中庸"思想［J］.福州大学学报：哲学社会科学版，1998（4）：8-12.

［55］何帆.传染病的全球化与防治传染病的国际合作［J］.学术月刊，2004（3）：34-42.

［56］贺威，刘伟榕.大数据时代的科研革新［J］.未来与发展，2014，000（2）：2-5.

［57］洪一晨，张成福.数字时代的公共危机协同治理——以2020年我国抗击新冠肺炎疫情为例［J］.求是学刊，2020，47（6）：10-16.

［58］胡晓峰，贺筱媛，徐旭林.大数据时代对建模仿真的挑战与思考——中国科协第81期新观点新学说学术沙龙综述［J］.中国科学：信息

科学，2014，44（5）：676-692.

[59] 胡智鹏，李瑶，宋绍成，等．突发公共卫生事件大数据分析与防控策略研究［J］.情报科学，2020，38（11）：104-109.

[60] 黄国平，杨彦春，李静，等．芦山地震心理救援：汶川本土化模式的移植［J］.四川精神卫生，2013，26（2）：65-67.

[61] 黄梦瑶，黄丽达，袁宏永，等．社交隔离对COVID-19的发展影响［J］.清华大学学报（自然科学版）：2021，61（2）：96-103.

[62] 侯学慧．大数据环境下网络舆情演化规律及预警模型问题探讨［J］.四川警察学院学报，2019，31（5）：104-110.

[63] 黄悦勤．新冠肺炎流行期焦虑症状的自我缓解［J］.中国心理卫生杂志，2020，34（3）：275-277.

[64] 黄振华，王振宇，江莉，等．基于大规模结构化病例数据的新型冠状病毒传播特征和感染人群分析［J］.中国科学：信息科学，2020，50（12）：1882-1902.

[65] 黄玉顺．中国哲学"内在超越"的两个教条——关于人本主义的反思［J］.学术界，2020（2）：68-76.

[66] 纪春磊，王丽萍，徐伟，等．我国正念治疗研究进展及评价［J］.国际精神病学杂志，2018，45（4）：584-586.

[67] 姜晓文，姜媛，田丽，等．青少年压力与主观幸福感的关系：一个有中介的调节模型［J］.心理与行为研究，2018（3）：349-354.

[68] 家家．疫情期间，遭遇家暴怎么办？［J］.恋爱婚姻家庭（上半月），2020（5）：32-33.

[69] 贾晓明．地震灾后心理援助的新视角［J］.中国健康心理学杂志，2009，17（7）：882-885.

[70] 贾建民，李华强，范春梅，等．汶川地震重灾区与非重灾区民众风险感知对比分析［J］.管理评论，2008，20（12）：4-8，29，63.

［71］晋继勇.美国卫生外交：一种历史与现实的考察［J］.太平洋学报，2012（5）：27-34.

［72］晋继勇.浅析公共卫生外交［J］.外交评论（外交学院学报），2008（4）：82-88，5.

［73］姜金波，任垒，毋琳，等.正念疗法研究［J］.中华保健医学杂志，2019，21（6）：604-606.

［74］蒋爱秋.社交故事疗法在心智障碍少年青春期辅导中的应用.［J］中国社会工作，2017（21）：14-15.

［75］焦文燕，刘娟，孙彦，等.COVID-19疫情期儿童青少年常见心理问题的预防及处理［J］.中国妇幼健康研究，2020，31（2）：192-196.

［76］金惠铭，王建枝.病理生理学（第7版）［M］.北京：人民卫生出版社，2008.

［77］邝岩.大数据挖掘技术在网络舆情监测中的应用研究［D］.北京：北京理工大学，2016.

［78］乐国安，赖凯声.基于网络大数据的社会心理学研究进展［J］.苏州大学学报（教育科学版），2016，4（1）：1-11.

［79］雷妍."社交隔离"切断传染链［J］.晚晴，2020（6）：84.

［80］李灿东，李思汉，詹杰.中医健康认知与健康管理［J］.中华中医药杂志，2019.

［81］李丞佑.后疫情时代加速数字经济发展的思考［J］.机器人产业，2021（1）：5.

［82］李连焕.基于云存储的医院PACS系统存储研究［J］.硅谷，2011（23）：33-34.

［83］李纾，刘欢，白新文，等.汶川"5.12"地震中的"心理台风眼"效应［J］.科技导报，2009，27（3）：87-89.

［84］李小霞，王卫红．美国灾难心理服务对我国灾后心理重建的启示［J］．四川教育学院学报，2009，25（5）：1-3．

［85］李宇明．"应急语言服务"不能忽视［N］．人民日报，2020-005．

［86］李文姣．邻避型群体性事件中的心理台风眼效应研究［J］．学习论坛，2016，32（1）：73-77．

［87］梁正．用AI战"疫"人工智能技术赋能公共治理大有可为［J］．人民论坛，2020，670（15）：25-27．

［88］刘斯漫，刘柯廷，李田田，等．大学生正念对主观幸福感的影响：情绪调节及心理弹性的中介作用［J］．心理科学，2015（4）：889-895．

［89］林崇德．发展心理学［M］．北京：人民教育出版社，2009．

［90］林传鼎．（1986）．心理学词典［M］．南昌：江西科学技术出版社，1986．

［91］刘碧英．老年人心理特点与心理保健［J］．中国临床心理学杂志，2005，3，124-125．

［92］刘宏宇，裴圣愚，许长新．新型冠状病毒感染的肺炎传播期间武汉"污名化"现象成因及其对策初探［J］．医学新知，2020，30（1）：65-69．

［93］刘培，于晶．风险沟通的关键因素与策略框架——基于2007至2016年中国邻避事件的观察［J］．当代传播，2017（5）：44-46．

［94］刘琼．从"硬核"到"智慧"，疫情之下的城市数字治理洞察与思考［J/OL］．腾讯研究院，2020：［2020-02-11］．https://www.sohu.com．

［95］刘威．大数据时代社会治理智能化实现路径研究［D］．成都：电子科技大学，2019．

［96］刘文，王薇薇．如何为学生心理应激反应提供社会支持［J］．教育家，2020（8）：47-49．

［97］刘秀丽，王鹰.灾后未成年人心理反应的影响因素及其对心理救助的启示［J］.东北师大学报（哲学社会科学版），2010，246（4）：131-137.

［98］刘正奎，吴坎坎，张侃.我国重大自然灾害后心理援助的探索与挑战［J］.中国软科，2011（5）：56-64.

［99］刘正奎.重大自然灾害心理援助的时空二维模型［J］.中国应急管理，2012（5）：41-45.

［100］刘正奎.研究灾害与心理创伤促进心理康复与和谐［J］.中国科学院院刊，2012，27（1）：191-198.

［101］卢昭静，刘萌萌，严万森.暴食障碍的影响因素与治疗研究进展［J］.中国健康心理学杂志，2020：1-11.

［102］陆林，王高华.新型冠状病毒肺炎全民心理健康实例手册［M］.北京：北京大学医学出版社，2020.

［103］陆林，王向群.线上加油站：新冠疫情下心灵守护操作指导［M］.北京：清华大学出版社，2020.

［104］栾胜华.从信号检测论视角理解新冠肺炎疫情期间关于封城、复工和隔离的决定［J］.苏州大学学报（教育科学版），2020，008（2）：21-25.

［105］西格尔.正念之道——每天解脱一点点［M］.李迎潮，李孟潮，译.北京：中国轻工业出版社，2011.

［106］罗瑞奎.新冠肺炎疫情期间大学生社交隔离与亲子冲突的关系［J］.温州职业技术学院学报，2020，20（3）：21-25.

［107］罗亚莉.新冠疫情下一般民众应激反应及心理疏导［J］.重庆第二师范学院学报，2020，33（6）：86-89，128.

［108］罗增让.存在主义的焦虑观与心理疗法探析［J］.学理论，2010（26）：95-96.

［109］吕朝辉，程子恒．重大疫情防控中的网络舆情及其信息治理策略——基于"弹簧"动力模型分析［J］.情报杂志，2021，40（1）：150-156，164.

［110］吕锡琛，陈明．老庄是否具有仁道观？［J］.道德与文明，2009，000（4）：50-53，64.

［111］马翠，严兴科．新型冠状病毒肺炎疫情的心理应激反应和防控策略研究进展［J］.吉林大学学报（医学版），2020，46（3）：649-654.

［112］马宁，马弘，李凌江．《新型冠状病毒感染的肺炎疫情紧急心理危机干预指导原则》专家解析［J］.中华精神科杂志，2020，53（2）：95-98.

［113］毛一蒙，郑频频，王波，Spears，C.，Huang，J.，Eriksen，M.，Redmon，P. COVID-19 疫情相关吸烟认知及其对吸烟量的影响［J］.复旦学报（医学版），2020，47（6）：830-836.

［114］聂玉秀，王瑾，李丹阳，等．灾难心理援助中临床心理工作者胜任力认知与实践的访谈［J］.中国心理卫生杂志，2019，33（9）：666-671.

［115］潘锋．为新冠肺炎患者筑牢抵御疫情的心理堤坝——访首都医科大学附属北京安定医院院长王刚教授［J］.中国当代医药，2020，27（6）：1-3.

［116］庖丁．被疫情吓出的"心脏病"［J］.心理与健康，2020（3）：18-19.

［117］彭丽丽．公共突发事件应对中的心理援助问题研究［J］.三晋基层治理，2021（2）：73-76.

［118］齐铭铭，张庆林，关丽丽，等．急性心理性应激诱发的神经内分泌反应及其影响因素［J］.心理科学进展，2011（9）：103-110.

［119］钱浩祺．环境大数据应用的最新进展与趋势［J］．环境经济研究，
2020，5（4）：152-180．

［120］钱铭怡，高隽，吴艳红，等．地震后长期心理援助模式的探索："壹
基金—北大童心康复项目"一年回顾与思考［J］．中国心理卫生杂
志，2011，25（8）：571-576．

［121］钱英，胡思帆，孙洪强．心理危机的自助方法［J］．中国心理卫生杂
志，2020，34（3）：284-285．

［122］邱五七，Cordia，C．风险沟通在我国人感染 H7N9 禽流感防控中的
运用［J］．中华疾病控制杂志，2018，22（4）：429-430．

［123］饶高琦．战疫语言服务中的语言技术［J］．云南师范大学学报（对外
汉语教学与研究版），2020（4）：26-32．

［124］王晓华．疾病命名中的错误和偏见［N］．深圳特区报，2015-10-
20．

［125］沙开香．睡眠时间与 2 型糖尿病发病风险的关系［J］．吉林医学，
2016，37（4）：848-849．

［126］邵爱国，朱永新．中庸之道的现代解读［J］．苏州市职业大学学报，
2005（1）：11-12．

［127］邵振刚，罗飞宁，刘婷．青年参与防疫志愿行动的实践及其启示
［J］．陕西青年职业学院学报，2020（3）：52-57．

［128］沈俊娴，卢英民，石来新，等．长期睡眠不足人群中脉搏波传导速
度与动脉粥样硬化危险因素的相关性研究［J］．心血管康复医学杂
志，2020，29（1）：21-25．

［129］师典红，程文红，刘文敬．中国儿童青少年灾难后心理问题与相关
因素研究现状［J］．中国学校卫生，2014，35（2）：315-317．

［130］世界卫生组织．2007 年世界卫生报告——构建安全未来：21 世纪全
球公共卫生安全［M］．北京：人民卫生出版社，2007：1，7-8，51．

［131］时勘，覃馨慧，宋旭东，等．中华民族共同体意识与抗击新冠肺炎疫情的应对研究［J］.民族教育研究，2021，32（1）：46-56.

［132］宋铁石，胡霖霖，梁爽．人工智能辅助诊断系统在2019新型冠状病毒（2019-nCov）肺炎疑似病例筛查中的临床应用［J］.电子元器件与信息技术，2021，5（2）：45-47，61.

［133］宋晓明．重大突发事件心理危机干预长效机制的构建［J］.政法学刊，2017，34（5）：97-105.

［134］苏斌原，叶苑秀，张卫，等．新冠肺炎疫情不同时间进程下民众的心理应激反应特征［J］.华南师范大学学报（社会科学版），2020（3）：79-94.

［135］苏小游，梁晓晖，毛宗福，等．全球健康的历史演变及中文定义［J］.中华预防医学杂志，2015（3）：196-201.

［136］孙宏伟，陈晓丽，王艳郁，等．我国突发公共卫生事件心理危机干预体系的构建［J］.中华卫生应急电子杂志，2018，4（3）：141-144.

［137］孙烨祥，沈鹏，张敬谊，等．基于健康大数据平台的鄞州区新型冠状病毒肺炎监测病例流行病学特征分析［J］.中华流行病学杂志，2020，41（8）：1220-1224.

［138］孙烨祥，吕筠，沈鹏，等．健康医疗大数据驱动下的疾病防控新模式［J］.中华流行病学杂志，2021，42（8）：1325-1329.

［139］孙烨祥，吕筠，沈鹏，等．宁波市鄞州区健康大数据平台在新型冠状病毒肺炎疫情病例发现中的应用探索［J］.中华流行病学杂志，2020，41（10）：1611-1615.

［140］孙元明．灾难中社会恐慌的生成、演绎、变化及其危害性——重大疫情防控期社会情绪应急管理及后疫情时代的社会情绪治理［J］.前沿，2020（4）：103-111.

［141］孙馨.新冠肺炎疫情下公众焦虑情绪的成因与调控——基于弗洛伊德精神分析焦虑论［J］.潍坊工程职业学院学报，2020，33（6）：66-72.

［142］唐利荣，陈昊旻.疫情之后的心理伤痛何时愈合——预防创伤后应激障碍［J］.心理与健康，2020（4）：16-18.

［143］唐良树."大数据"创新心理学研究范式［J］.中国社会科学报，2015，22（3）.

［144］唐晓宇.疫情污名化操作及应对策略探究［J］.新闻研究导刊，2021，12（1）：55-56.

［145］汤振华，刘琼.众志成城抗疫情 齐心协力保平安 中南民族大学助力打赢疫情防控阻击战侧记［J/OL］.中国民族网，2020，［2020-04-03］.https://www.56-china.com.cn/show-case-3458.html.

［146］滕延江.论应急语言服务规划［J］.语言战略研究，2020，5（6）：88-96.

［147］童明，赵培荣.谈心理健康观的时代变迁［J］.河南医学高等专科学校学报，2004，16（2）：199-201.

［148］托夫勒.第三次浪潮［M］.黄明坚，译.北京：中信出版社，2006.

［149］王笛，赵靖，金明超，等.人工智能在医疗领域的应用与思考［J］.中国医院管理，2021，41（6）：71-74.

［150］汪芬，黄宇霞.正念的心理和脑机制［J］.心理科学进展，2011（11）：1635-1644.

［151］王辉.我国突发公共事件应急语言服务实践及建议［J］.浙江师范大学学报（社会科学版），2020，45（4）：1-9.

［152］王辉.提升适应国家治理现代化的应急语言能力［J］.语言文字周报，2020，002.

［153］王辉.国家治理视野下的应急语言能力建设［J］.语言战略研究，

2020（5）：13-20.

[154] 王辉.发挥社会应急语言能力在突发公共事件中的作用 [J].语言战略研究，2020（2）：8-10.

[155] 王建坤，陈剑，郝秀娟，等.大学生学习倦怠对生活满意度的影响——领悟社会支持与心理资本的中介作用 [J].中国心理卫生杂志，2018（6）：526-530.

[156] 王建平，刘新宪.哀伤理论与实务：丧子家庭心理疗愈 [M].北京：北京师范大学出版社，2019.

[157] 王洁，蒋维连.正念减压疗法对手术室护士职业压力与压力反应的影响 [J].护理管理杂志，2016（2）：88-89，95.

[158] 王俊秀.社会心理服务体系建设与应急管理创新 [J].人民论坛·学术前沿，2019，165（5）：22-27.

[159] 王俊秀.多重整合的社会心理服务体系：政策逻辑，建构策略与基本内核 [J].心理科学进展，2020，28（1）：55-61.

[160] 王俊秀，应小萍.认知、情绪与行动：疫情应急响应下的社会心态 [J].探索与争鸣，2020（4）：232-243，291-292.

[161] 王敬群，邵秀巧.心理卫生学 [M].天津：南开大学出版社，2010.

[162] 王娟，曲志强."简易日语"与救灾应急 [J].语言战略研究，2020，5（5）：57-66.

[163] 王立非，穆雷，廖荣霞，等.全球抗疫中应急语言服务响应与人才准备的多维思考 [J].当代外语研究，2020（4）：46-54.

[164] 王立非，任杰，孙疆卫，等.应急语言服务的概念、研究现状与机制体制建设 [J].北京第二外国语学院学报，2020（1）：21-30.

[165] 王烁，贾建民.突发性灾害事件风险感知的动态特征——来自网络搜索的证据 [J].管理评论，2014，26（5）：169-176.

[166] 王鹏，闫芸，王荣，等.近二十年大数据时代下心理学研究的 Citespace

分析［J］.山东师范大学学报（自然科学版），2020，35（3）：348-357.

［167］王晓华.疾病命名中的错误和偏见［N］.深圳特区报，2015-10-20.

［168］汪晓东，张音，钱一彬.凝聚起坚不可摧的强大力量——习近平总书记关于打赢疫情防控的人民战争总体战阻击战重要论述综述［N］.人民日报，2020-09-08.

［169］王筱夫."隐喻故事疗法"辅导学生偷盗行为的个案例析［J］.中小学心理健康教育，2014（6）：33-34.

［170］王晓刚.大学生心理危机预防与干预标准化体系研究［M］.杭州：浙江工商大学出版社，2016.

［171］王鑫强，秦秋兵.电影疗法的理论与技术研究进展［J］.重庆医学，2016，45（17）：2413-2416.

［172］王艳梅.积极情绪的干预：记录愉快事件和感激的作用［J］.心理科学，2009（3）：598-600.

［173］王赞，詹淑琴，宿长军，等.COVID-19疫情期间失眠障碍的管理［J］.中风与神经疾病杂志，2020，37（3）：201-204.

［174］温芳芳，马书瀚，叶含雪，等."涟漪效应"与"心理台风眼效应"：不同程度COVID-19疫情地区民众风险认知与焦虑的双视角检验［J］.心理学报，2020，52（9）：1087-1104.

［175］吴日岚，蒋婷.囤积、洁癖：强迫症的两大"分身"［J］.家庭医药（快乐养生），2015（1）：68-69.

［176］伍麟.重大公共卫生应急时期的"信息免疫"［J］.人民论坛，2020（6）：4.

［177］伍志臻.心理应激和应对［J］.诊断学理论与实践，2005，4（2）：189-192.

［178］席居哲，王云汐，鞠康．积极心理学视角的重大突发公共卫生事件的心理干预［J］.首都师范大学学报（社会科学版），2022（1）：181-187.

［179］夏越．免疫系统里的大学问：洁癖会危害免疫系统的进化［J］.科学大众（中学生），2016（Z1）：13-16.

［180］肖安庆，张籍匀．故事疗法——一种适用于高三学生的心理辅导手段［J］.中国西部，2014（3）：72-75.

［181］肖前国，余嘉元．论"大数据""云计算"时代背景下的心理学研究变革［J］.广西师范大学学报（哲学社会科学版），2017，53（1）：88-94.

［182］谢佳秋，谢晓非，怡群．汶川地震中的心理台风眼效应［J］.北京大学学报（自然科学版），2011，47（5）：944-952.

［183］谢晓非，林靖．心理台风眼效应研究综述［J］.中国应急管理，2012（1）：21-25.

［184］谢晓非，胡天翊，林靖，等．期望差异：危机中的风险沟通障碍［J］.心理科学进展，2013（5）：761-774.

［185］谢晓非，郑蕊．风险沟通与公众理性［J］.心理科学进展，2003（4）：375-381.

［186］谢霄男．近年来和谐哲学研究综述［J］.学术探索，2012（9）：9-13.

［187］辛自强．加强应急心理服务体系建设［J］.中国社会科学报，2020，03-10（1）.

［188］熊韦锐，于璐．正念疗法——一种新的心理治疗方法［J］.医学与社会，2011，24（1）：89-91.

［189］徐斯雄，何会宁．重大疫情下生命教育的内容，原则与实施策略［J］.教育与教学研究，2020（4）：55-66.

［190］徐晓军，汤素素，袁秋菊．新冠肺炎疫情丧亲者哀伤控制及社会工作介入［J］.社会工作，2020（2）：53-61，111.

［191］徐祥运，张特，程子瑞．哈贝马斯视域下微信使用对社会交往的负面影响［J］.自然辩证法研究，2020，36（7）：65-70.

［192］徐亚军．孔子"中庸"思想解读［J］.佳木斯职业学院学报，2015（3）：32.

［193］许明星，郑蕊，饶俪琳，等．妥善应对现于新冠肺炎疫情中"心理台风眼效应"的建议［J］.中国科学院院刊，2020（3）：273-282.

［194］许燕．后灾难时代的特征与心理应对［J］.中国机关后勤，2020（6）：68-69.

［195］许燕，伍麟，孙时进，等．公共突发事件与社会心理服务体系建设（笔会）［J］.苏州大学学报（教育科学版），2020，8（2）：1-31.

［196］薛付忠．大数据背景下整合健康保险 & 健康维护的理论方法体系［J］.山东大学学报（医学版），2019，57（8）：1-19.

［197］薛婷，陈浩，赖凯声，等．心理信息学：网络信息时代下的心理学新发展［J］.心理科学进展，2015，23（2）：325-325.

［198］陶方林．政府应急信息发布的基本原则与传播策略［J］.情报探索，2011（12）：43-45.

［199］原新梅，许杨．从"新冠肺炎"的命名看语言应急能力建设［J］.辽宁师范大学学报（社会科学版），2020（6）：112-121.

［200］闫希军，吴廼峰，闫凯境，等．大健康与大健康观［J］.医学与哲学，2017，38（5）：9-12.

［201］严虎，陈晋东．绘画心理分析与心理治疗手册［M］.第3版.长沙：中南大学出版社，2019.

［202］严进．现代应激理论概述［M］.北京：科学出版社，2008.

［203］杨继武．探析网络大数据的现状与展望［J］.科技风，2019（3）：

84.

[204] 杨静静. 大数据应用场景的研究与分析 [J]. 电脑知识与技术，2018，14（15）：23-24.

[205] 杨清风，崔红. 眼动脱敏与再加工心理疗法研究述评 [J]. 医学综述，2015，21（8）：1362-1364.

[206] 杨舒雯，许明星，匡仪，等. 武汉市新冠肺炎疫情的客观危险与主观恐慌：全球范围内的"心理台风眼效应" [J]. 应用心理学，2020，26（4）：291-297.

[207] 杨玉芳，郭永玉. 心理学在社会治理中的作用 [J]. 中国科学院院刊，2017，32（2）：107-116.

[208] 杨晓萍，刘海，雷吉红. 重大疫情下儿童生命教育的内涵、价值及实施路径 [J]. 教育与教学研究，2020（3）：32-40.

[209] 叶文君，王瑞珩，曾小菊，等. 新型冠状病毒肺炎时期普通人群的正念减压 [J]. 昆明医科大学学报，2020，41（2）：137-140.

[210] 一静. 疫情时期，关于强迫与疑病的那些事儿 [J]. 心理与健康，2020（3）：12-13.

[211] 尹方圆. 公共健康危机下"丧文化"的网络传播特征及其影响 [J]. 新媒体研究，2020，6（21）：77-80.

[212] 于冬青，胡秀杰. 灾害心理救助队伍建设的思考 [J]. 东北师大学报（哲学社会科学版），2011（4）：181-184.

[213] 于欣. 新冠肺炎流行期个体如何克服恐慌 [J]. 中国心理卫生杂志，2020，34（3）：278-279.

[214] 余晓敏，江光荣. 心理求助行为及其影响因素 [J]. 中国心理卫生杂志，2004（6）：426-428.

[215] 詹思怡，杨瑛莹，沈鹏，等. 宁波市鄞州区 2017—2018 年流行季老年糖尿病人群流感及其相关疾病发病密度和接种流感疫苗的保护

效果评估［J］.中国疫苗和免疫，2021，27（3）：274-279.

［216］赵成蓉，张曙光.社会心理服务体系的成人心理健康教育：内涵、途径及策略［J］.社区心理学研究，2020（1）：38-55.

［217］张岱年.论弘扬中国文化的优秀传统［J］.中国社会科学院研究生院学报，1991（2）：1-4.

［218］张家栋.危机之下的文明差异与价值选择——审视中西方危机应对的独特视角［J］.人民论坛，2020（22）：48-51.

［219］张海燕.网络大数据的现状与展望研究［J］.中国新通信，2020，22（18）：29-30.

［220］张海钟.论心理健康与心理素质：概念、标准、评价［J］.赣南师范学院学报，2007（1）：6-10.

［221］张磊.数字化医院 PACS 系统的构建与应用［J］.数字技术与应用，2019，37（4）：45-46.

［222］张立，沙莉，鲁桂兰.突发传染性公共卫生事件中护理人员心理压力的研究现状及前景展望［J］.护理实践与研究，2011，8（22）：103-105.

［223］张莉莉，乔昆，李星明，等.新型冠状病毒肺炎患者焦虑和其他负性情绪状况及影响因素分析［J］.北京医学，2020，42（10）：1026-1029.

［224］赵红艳.突发公共卫生事件中地方政府风险沟通与舆情防控［J］.新闻知识，2021（2）：32-36.

［225］张薇.重大突发事件中电视新闻的舆论导向［J］.声屏世界，2020（9）：17-18.

［226］张日昇.疫情期间的心理应对及心理援助工作［J］.中国高等教育，2020（6）：28-30.

［227］张天骏.新冠肺炎疫情下大数据和人工智能的实践与应用［J］.河南

科技，2020，39（28）：31-33.

[228]张天伟.国外应急语言研究的主要路径和方法［J］.语言战略研究，2020（5）：67-78.

[229]张燕南.大数据的教育领域应用之研究［D］.上海：华东师范大学，2016.

[230]赵华，王海阔.移动云计算及其军事应用探讨［J］.计算机安全，2012（4）：29-32.

[231]郑芳，白晓宇，祝卓宏，等.新型冠状病毒肺炎疫情期间民众的焦虑情绪分析：对心理台风眼效应的检验［J］.临床精神医学杂志，2021（3）：203-206.

[232]钟开斌."一案三制"：中国应急管理体系建设的基本框架［J］.南京社会科学，2009（11）：77-83.

[233]钟义信.人工智能：概念·方法·机遇［J］.科学通报，2017，062（22）：2473-2479.

[234]钟义信.人工智能范式的革命与通用智能理论的创生［J］.智能系统学报，2016：1-10.

[235]周建文.在故事中寻找生命的方向——"故事疗法"在心理辅导课中的运用［J］.职业，2016（2）：121-123.

[236]周兰，李健芝，吴传芳，等.新冠肺炎患者焦虑症状及相关因素［J］.中国心理卫生杂志，2021，35（3）：254-258.

[237]朱廷劭，汪静莹，赵楠，等.论大数据时代的心理学研究变革［J］.新疆师范大学学报（哲学社会科学版），2015，36（4）：100-107，102.

[238]祝卓宏.国内突发事件后社会心理援助现状与短板问题［J］.城市与减灾，2020（2）：59-62.

[239]石琳.突发公共事件中民族地区的语言应急与公共服务研究——以

凉山彝族自治州为例［J］.西南民族大学学报（人文社会科学版），2021（1）：197-204.

［240］穆雷，刘馨媛.重视并建设国家应急语言服务人才培养体系［J］.天津外国语大学学报，2020（3）：24-31，156-157.

［241］阳爱民.应急语言服务的新时代使命和新技术赋能——评《抗疫应急外语服务的思考与行动》［J］.浙江外国语学院学报，2020（4）：110-112.

［242］AI T，YANG Z，HOU H，et al. Correlation of Chest CT and RT-PCR Testing for Coronavirus Disease 2019（COVID-19）in China：A Report of 1014 Cases［J］. Radiology，2020，296（2）：200642.

［243］ALLPORT G W，CLARK K，Pettigrew T. The nature of prejudice［J］. Journal of Negro History，1954，52（3）.

［244］AVEY J B，WERNSING T S，MHATRE K H. A longitudinal analysis of positive psychological constructs and emotions on stress，anxiety，and well-being［J］. J Leader Organizat Stu，2011，18（2）：216-228.

［245］BECK D A，KOENIG H G，BECK J S. Depression［J］. Clinics in Geriatric Medicine，1998，14（4）：765.

［246］BERLIN I，THOMAS D，FAOU A，CORNUZ J. COVID-19 and smoking［J］. Nicotine & Tobacco Research，2020，22（5）.

［247］BEYER M A，LANEY D. The Importance of 'Big Data'：A Definition［J］. 2012.

［248］BREHM S S. Intimate relationships［J］. Mycologist，1992，10（1）：20.

［249］BRESLAU C N. Investigations of causal pathways between ptsd and drug use disorders［J］. Addictive behaviors，1998.

［250］BRYANT F，YARNOLD P，MORGAN L. Type A behavior and reminiscence in college undergraduates［J］. Journal of Research in Personality，1991，25（4）：418-433.

［251］BRYANT F B，VEROFF J. Savoring：A new model of positive experience［J］. Journal of Organizational Change Management，2007，20（6）：880-884.

［252］BRYANT R A，HARVEY A G，DANG S T，et al. Treatment of acute stress disorder：a comparison of cognitive-behavioral therapy and supportive counseling［J］. Journal of consulting and clinical psychology，1998，66（5）：862-866.

［253］CAO H，FANG X，FINE M A，et al. Beyond the average marital communication：Latent profiles of the observed interactions among Chinese newlywed couples［J］. Journal of Family Psychology，2015，29（6）：850.

［254］CERDÁ M，TRACY M，GALEA S. A prospective population based study of changes in alcohol use and binge drinking after a mass traumatic event［J］. Drug and Alcohol Dependence，2011，115（1-2）.

［255］CHANG J H，HUANG C L，LIN Y C. Mindfulness，basic psychological needs fulfillment，and wellbeing［J］. Journal of Happiness Studies，2014，15：1-14.

［256］CHENOWETH M J，SCHNOLL R A，MARIA N，et al. The Nicotine Metabolite Ratio is Associated With Early Smoking Abstinence Even After Controlling for Factors That Influence the Nicotine Metabolite Ratio［J］. Nicotine & Tobacco Research Official Journal of the Society for Research on Nicotine & Tobacco，2016（4）：491.

［257］COVIELLO L，SOHN Y，KRAMER A D I，et al. Detecting

Emotional Contagion in Massive Social Networks [J]. PLOS ONE, 2014, 9（3）: e90315.

[258] DAVIS D E. Thankful for the little things: A meta-analysis of gratitude interventions [J]. Journal of Counseling Psychology, 2016, 63（1）: 20-31.

[259] DEWART T, FRANK B, SCHMEIDLER J. The impact of 9/11 on patients in New York City's substance abuse treatment programs [J]. Journal of Addictive Diseases, 2006, 32（4）: 665-672.

[260] DIAMOND J. Guns, Germs, and Steel: the Fates of Human Societies [M]. New York: W. W. Norton &Company, 2017: 211.

[261] DIMAGGIO C, GALEA S, LI G. Substance use and misuse in the aftermath of terrorism [J]. A Bayesian meta-analysis. Addiction, 2010, 104（6）.

[262] FAASSE K, PETRIE K J. Stress, Coping and Health [J]. International Encyclopedia of the Social & Behavioral Sciences, 2015.

[263] GOLDER S A, MACY M W. Diurnal and seasonal mood vary with work, sleep, and daylength across diverse cultures [J]. Science, 2011, 333（6051）: 1878-1881.

[264] HUANG J Z, HAN M F, LUO T D, et al. Mental health survey of 230 medical staff in a tertiary infectious disease hospital for COVID-19 [J]. Chinese journal of industrial hygiene and occupational diseases, 2020, 38（3）: 1.

[265] HUDSON J I, HIRIPI E, POPE H G, et al. The Prevalence and Correlates of Eating Disorders in the National Comorbidity Survey Replication [J]. Ernst Klett, 2007, 61（3）: 348-358.

[266] KOHN R, LEVAV I, GARCIA I D, et al. Prevalence, risk factors

and aging vulnerability for psychopathology following a natural disaster in a developing country [J]. International Journal of Geriatric Psychiatry, 2010, 20（9）：835-841.

[267] KOSINSKI M, STILLWELL D, GRAEPEL T. Private traits and attributes are predictable from digital records of human behavior [J]. Proceedings of the National Academy of Sciences, 2013, 110（15）：5802-5805.

[268] LAZARUS R S, DEESE J, OSLER S F. The effects of psychological stress upon performance [J]. Psychological Bulletin, 1952, 49（4）：293-317.

[269] LEE J Y, KIM S W, KANG H J, et al. Relationship between Problematic Internet Use and Post-Traumatic Stress Disorder Symptoms among Students Following the Sewol Ferry Disaster in South Korea [J]. Psychiatry Investigation, 2016, 26（2）：S742-S742.

[270] LEYRO T M, BABSON K A, BONN-MILLER M O. Anxiety Sensitivity in Relation to Sleep Quality Among HIV-Infected Individuals [J]. Journal of the Association of Nurses in AIDS Care, 2014：25.

[271] LI D, ZHANG W, LI X, et al. Gratitude and suicidal ideation and suicide attempts among Chinese adolescents：direct, mediated, and moderated effects [J]. JAdolesc, 2012, 35（1）：55-66.

[272] LIU X, LIN H, JIANG H, et al. Clinical characteristics of hospitalised patients with schizophrenia who were suspected to have coronavirus disease（COVID-19）in Hubei Province, China [J]. General Psychiatry, 2020, 33（2）：e100222.

[273] MARTA J, LYDIA P. Sleep problems, short sleep and a combination of both increase the risk of depressive symptoms in older people: A 6-year follow-up investigation from the English Longitudinal Study of Ageing [J]. Sleep medicine, 2017: 37.

[274] MASON S M, FLINT A J, ROBERTS A L, et al. Posttraumatic Stress Disorder Symptoms and Food Addiction in Women by Timing and Type of Trauma Exposure [J]. JAMA Psychiatry, 2014.

[275] MAXFIELD L, HYER L. The relationship between efficacy and methodology in studies investigating EMDR treatment of PTSD [J]. Journal of Clinical Psychology, 2002, 58 (1).

[276] MCEWEN B S. Mood disorders and allostatic load [J]. Biol Psychiatry, 2003, 54 (3): 200-207.

[277] MEULEWAETER F, DE P, VANDERPLASSCHEN W. Mothering, Substance Use Disorders and Intergenerational Trauma Transmission: An Attachment-Based Perspective [J]. Frontiers in psychiatry, 2019: 10.

[278] MOISE I K, RUIZ M O. Hospitalizations for Substance Abuse Disorders Before and After Hurricane Katrina: Spatial Clustering and Area-Level Predictors, New Orleans, 2004 and 2008 [J]. Preventing chronic disease, 2016, 13.

[279] MUNSCH S, MEYER A H, QUARTIER V, et al. Binge eating in binge eating disorder: A breakdown of emotion regulatory process? [J]. Psychiatry Research, 2012, 195 (3): 118-124.

[280] MURAOKA M Y, CARLSON J G, CHEMTOB C M. Twenty-four-hour ambulatory blood pressure and heart rate monitoring in combat-related posttraumatic stress disorder [J]. Journal of

Traumatic Stress，1998，11（3）.

［281］MYERS G. H，FOREYT W. J，HARTSOUGH G R，et al. Coccidial infections in ranch mink［J］. Journal of the American Veterinary Medical Association，1980，177（9）.

［282］NORDLØKKEN A，PAPE H，HEIR T. Alcohol consumption in the aftermath of a natural disaster：a longitudinal study［J］. Public Health，2016，132.

［283］PARK J，MIN K L，YUN E H，et al. Influences of Tobacco-Related Knowledge on Awareness and Behavior towards Smoking［J］. Journal of Korean Medical Science，2018，33（47）.

［284］PARK S，LEE S. W，KWAK J，et al. Activities on Facebook Reveal the Depressive State of Users［J］. Journal of Medical Internet Research，2013，15（10）：18-27.

［285］PETROWSKI K，HEROLD U，JORASCHKY P，et al. A striking pattern of cortisol non-responsiveness to psychosocial stress in patients with panic disorder with concurrent normal cortisol awakening responses［J］. Psychoneuroendocrinology，2010，35（3）：414-421.

［286］QIU J，SHEN B，ZHAO M，et al. A nationwide survey of psychological distress among Chinese people in the COVID-19 epidemic：implications and policy recommendations［J］. General Psychiatry，2020，33（2）：100-213.

［287］RAHE R H，MEYER M，SMITH M，et al. Social stress and illness onset［J］. Journal of Psychosomatic Research，1964，8（1）：35-44.

［288］SCHWARTZ H A，EICHSTAEDT J C，KERN M L，et al.

Personality, Gender, and Age in the Language of Social Media: The Open-Vocabulary Approach [J]. PLOS ONE, 2013, 8 (9): 73-79.

[289] STEPTOE A, HAMER M, CHIDA Y. The effects of acute psychological stress on circulating inflammatory factors in humans: a review and meta-analysis [J]. Brain Behavior & Immunity, 2007, 21 (7): 901-912.

[290] SU K, XU L, LI G, et al. Forecasting influenza activity using self-adaptive AI model and multi-source data in Chongqing, China [J]. EBioMedicine, 2019, 47, 284-292.

[291] SUN Y, BAO Y, KOSTEN T, et al. Editorial: Challenges to Opioid Use Disorders During COVID-19 [J]. The American Journal on Addictions, 2020, 29 (3): 174-175.

[292] XHYHERI B, MANFRINI O, MAZZOLINI M, et al. Heart Rate Variability Today [J]. Progress in Cardiovascular Diseases, 2012, 55 (3).

[293] YANG Z, JI L-J, YANG Y, et al. Meaning making helps cope with COVID-19: A longitudinal study [J]. Personality and Individual Differences, 2021, 174.

后　记

　　一般而言，突发公共卫生事件发生前后都具有共同的心理和行为反应模式。笔者认为，普通民众若能明晰这些反应模式并掌握应对危机的一些方式方法，可以尽快消除灾难对民众心理健康的不利影响；而作为管理者，若能有效利用这些反应模式并及时提供心理援助，可提升综合应急管理能力，加快恢复正常的生产和生活秩序。基于以上思考，希冀通过出版一本科普读物，将危机事件出现后的心理和行为问题的变化规律和特点，以及有效的应对方式方法普及给大众，并促发管理者在应急管理和社会管理中遵循心理变化规律制定政策，进而提高工作实效。2020 年 9 月，内蒙古自治区党委宣传部推出《"亮丽内蒙古"重点图书出版工程 2020 年图书出版方案》。在方案中指出，根据国家有关出版选题要求，结合自治区实际，将策划出版 13 类选题的图书。其中，主题出版类选题主要是策划出版应对突发公共卫生事件、北疆楷模故事、优秀共产党员等纪实类选题，本书成为该主题出版类重点选题之一。2021 年 11 月，内蒙古自治区社会科学界联合会批准本书获得内蒙古社会科学基金后期资助项目。在政策的推动和资金的资助下，本书得以酝酿、准备和完成。

　　本书虽然涵盖了突发公共卫生事件的危机与问题以及公共卫生事件的

应对与思考两个部分，但遗憾的是，本书还存在一些不足或有待完善的地方。一是缺少公共卫生事件对个体以及群体产生长期不利影响的实证研究的数据，以及一些具体的案例分析；二是协同工作的时效性或工作机制的实务性内容单薄；三是大数据分析效果的评价方式还有待进一步完善；四是实务性操作因地而异，因情有别，资料的收集整理比较困难，尤其是基层社会心理服务工作经验的汇总等需要大量的调查研究。期待有机会继续完善未尽之言。

笔者深切地期望此书能够为大众了解和应对重大突发事件发生后的心理与行为问题提供方式方法，为同行了解和研究同类问题提供视角，为应急管理部门、医院及学校等各级部门单位提供科学、有效的应对决策，为灾难发生后的供需匹配、心理援助及应急协同管理提供精准的定向和目标。最为重要的是，期望本书为灾难发生后的联防联控机制的有效推进尽绵薄之力，能为心理援助有效融入应急心理服务体系和社会心理服务体系的建设中提供可切入的途径，并在此基础上推动多部门协同合作的专业人才队伍建设。

最后，感谢本书的编辑和审校专家认真负责的工作，感谢笔者的硕士生们为本书收集资料，感谢博士生们的认真撰写，感谢所有为本书的问世无私帮助笔者的人。

李杰

2022 年 8 月 8 日